# 蚊子、病毒與全球化

## 疫病與人類的百年戰鬥帶給我們的啟示

艾瑞克·歐森納
Erik Orsenna
伊莎貝爾·德·聖歐班
Dr. Isabelle de Saint Aubin
——著

陳太乙
——譯

Géopolitique
du
moustique

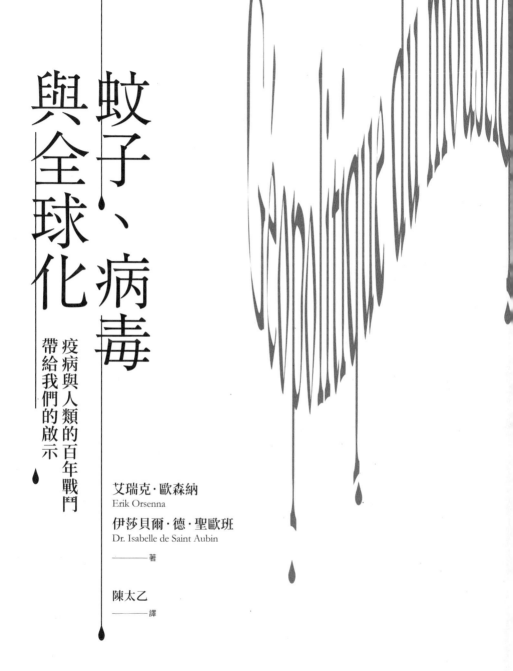

## 目次

## 第二部　牠們在哪裡？

## 第三部　如何擺脫牠們？

致

艾瑞克，

生於木伊拉（Mouila），

努尼耶河畔（la N'gounié），

蚊子的國度。

然而，當，八月，越過蒼白的夏日，如一隻
疲懶的大鳥，緩緩飛向
衰落與死亡，牠們變得又大又粗暴，
如葬儀社老闆一般忙碌，
如當鋪老闆一般狡猾，
如政客一般自信滿滿趕也趕不走；牠們
成群結隊，帶著鄉下人的貪婪朝城市飛來，
像足球隊球迷那麼團結，猙獰，沒禮貌。眾人以管窺天，
視牠們為公共毒瘤：總之，
驅趕不走，一來再來，
連命運之神的崇高尊嚴都蕩然無存。

——《蚊群》，威廉・福克納

# 前言

我們中了什麼詛咒？

整夜在我們耳畔嗡嗡嗡的這些小蟲子，到底想把我們怎麼樣？

牠們又為什麼要如此不懷好意地辛勤勞碌？

為什麼這樣叮咬我們，不肯罷休？

我們做了什麼不利牠們的事？牠們想進行什麼樣的大規模報復？

還有，隨即襲來的那種高燒是怎麼回事？那種讓我們走著走著腳步踉蹌的疲憊是怎麼回事？那讓人忍不住叫出聲的頭痛是怎麼回事？還有那些出血，那跳動狂亂加速、卻已汲不到血的心臟是怎麼了？又為什麼突然會有頭顱太小的嬰孩誕生到這個世界？

這些小蟲，聽說牠們來自亞洲。又說牠們來自非洲。人們以為早已將牠們趕出歐洲。功虧一簣。牠們不僅回來了，而且賴著不走。牠們也進駐了南北美洲。所以必然透過海、陸、空等所有可能的交通方式散播。

我們沒有資格責備牠們這麼愛旅行。

總之，蚊子無所不在。

這些年來，我觀察牠們的把戲和征服戰略，深深為之著迷。甚至因而學會了牠們的語言。

多希望你們知道：早就把我們整座地球當成遊戲場的牠們，聽我們一本正經地討論「全球化」，覺得有多麼好笑！

快去問問牠們是怎麼辦到的：關於全面主宰卻維持低調的手法，與瘧蚊或白線斑紋（Aedes albopictus）相比，避稅天堂的那些居民們只算是些毛頭小子。

所以，想不想多深入了解這些侵略者？

為了解釋我們珍貴的地球如何運作，我已經探索了棉花、水和紙。

這一次，我下手的目標是蚊子——這個族群不好對付、五花八門又多變，我需要盟友。伊莎貝爾・德・聖歐班（Isabelle de Saint-Aubin）沒有拒絕，傾囊協助。她的父親是農經工程師，盤點整理出一份加彭森林的蚊子清單。小伊莎貝爾就在奧果韋河畔[1]長大，從加了刺鼻氯喹（Nivaquine）的奶瓶汲取營養，活在定期噴灑殺蟲劑的箱子裡，晚上用蚊帳罩住保護。我們必須承認，有時候，為了解釋伊莎貝爾某些奇奇怪怪的舉動，我懷疑，是不是該從她小時候曝露在那麼多化學藥物下的私生活裡去找原因……然而她還是成為了一位醫學博士。想必是史懷哲（Albert Schwitzer）的典範所致：他工作的地點離此不遠，在蘭巴雷內（Lambaréné），同樣位於奧果韋河上。順道一提，在加洛阿（galoa）方言中，*lambarene*的意思是「我們會試試看」。

1 Ogooué，非洲中西部國家加彭的主要河流，發源於剛果共和國境內的巴泰凱高原，在讓蒂爾港以南注入幾內亞灣，全長約一千兩百公里，流域幾乎覆蓋加彭全國。

在這豐足的國度裡，昆蟲學家們已找出三千五百六十四個物種；關於蚊子，最好從簡單的問題問起。

牠們是誰？

住在哪裡？

如何擺脫牠們？

我們為您預留了一些驚奇。

其中這一項，對某些人來說理所當然，對大多數人而言卻是沒完沒了的麻煩：我們（這些被稱為人類的獨特動物）在生存這項優先考量的活兒上，遠不是表現最靈巧的。

早在人類起源那個年代，我們與蚊子之間便展開了一段親密的關係。深夜裡，當牠們在我們耳邊嗡嗡作響，訴說的其實是我們的故事。與其讓我們自己心浮氣躁，不如稍微聽聽牠們在說什麼。

# 第一部

# 牠們是誰？

## 昆蟲頌

巴黎老城區中心，庫維耶街五十七號（57, rue Cuvier），門後是一座奇妙國度。從十六世紀以來，一位全人類的藥師朋友就在此傳授草藥學，開放所有人來上課。一六三五年，居伊・德・拉博羅斯（Guy de La Brosse），國王路易十三的御醫，說服這位藥師建造一座藥用植物園。法國大革命擴大目標，在一七九三年六月十日成立了國家自然歷史博物館。它的任務有三：教育大眾、建構收藏、研究發展。

我喜歡在那裡閒逛，漫步在大樹之間，複習演化的各個階段，迷失在地質學的時間裡，發掘館中那些最美的石頭——多虧溫室玻璃箱，能夠周遊所有大陸……

就在這裡，吉爾・博夫（Gilles Bœuf）想給我上幾堂生命課程。

這個男人講義氣，頭腦清晰，曾長時間擔任這座博物館的館長。為了向他的付出致敬，館方將一位前任館長的辦公室留給了他：大名鼎鼎的布豐公爵，喬治—路易・勒克萊爾（comte de Buffon, Georges-Louis Leclerc），傳奇著作三十六冊《自然通史》

(*Histoire naturelle*)的作者。此外，他也是法國最偉大的作家之一。

他的文筆風格如何？請讀讀這段關於馬匹的描述：

人類自古以來最高尚的戰利品即是這桀驁不羈的動物。牠與人分享戰爭的疲憊與戰鬥的光榮；與牠的主人一樣英勇。馬明知危險仍勇往直前，牠習慣兵器鏗鏘，喜歡這個聲響，刻意追求，與主人一樣熱烈陶醉。牠感受得到主人的興奮。牠善於狩獵，會競技，會賽跑；牠耀眼，閃亮；但既勇敢又溫馴，絲毫不隨便衝動發火，懂得克制自己的行為【……】。這種生物犧牲自我，純粹為他人的意志而活……

那個三月的早晨，為了「傳染性疾病」的研究，我來拜訪偉大的吉爾．博夫。

「啊，說起昆蟲啊！」

光是他列出的幾個簡單數據，就已幫我把題目定位。

「排開細菌和病毒不說，我們的地球上有六十二萬種真菌、三十五萬種植物和八百萬種動物。動物中的脊椎動物，如我們，算起來只有……八千種。」

「因為絕大部分的動物都是節肢動物，也就是說，足部具有活動關節，還有硬殼，彌補脊椎的功能。例如甲殼類（包括昂貴的龍蝦），多足類（蜈蚣又叫百足蟲……但其實超過一百隻腳的極為少見），還有……昆蟲。」

這時，吉爾．博夫說話的速度慢了下來。平常眼中慧黠的目光轉為莊嚴鄭重。我們進入肅然起敬的狀態。我一時以為這位博學的朋友要請我站起來，脫帽行禮，即使我根本沒戴帽子遮住我的禿頭。

「你知道嗎？我們造冊編目的昆蟲已超過三百萬種！而且，每一年，我們又會再有一萬種以上的新發現！這到什麼時候才能停止？累積到五百萬或六百萬種時？對了，這裡有個例子，來自我們法國境內的例子，這裡的繁殖數量遠低於熱帶地區。東庇里牛斯省中的瑪桑森林（Massane），面積三百公頃——三百公頃有多大？根本不算什麼，一小塊碎片罷了——卻盤點出三千五百種昆蟲！」

為了不破壞他這份熱烈的興致，我隱瞞我惶恐的心情。還能撐多久？我們人類，萬頭攢動的芸芸眾生中之稀有少數，我們對抗得了這一大群蟲子嗎？

帶著有點倉皇的語氣，我詢問了這些繁殖力強大的小蟲起源於地球的時間。

「四十億年！算是海洋甲殼類生物的前幾代子女！但是，經過五千萬年後，石炭紀時期出現許多遼闊的森林，那是適合牠們生存的環境，於是牠們的數量暴增。」

「再經過兩千萬年後，生物展開一項不得了的新冒險：植物與昆蟲的交錯演化。在這些昆蟲中，將近兩萬種是授粉者。」

吉爾．博夫滔滔不絕地展開他拿手的科學抒情漫遊，於是，再也沒有人能打斷他。

「當我想到，我們大言不慚，說人類發明了飛機！看看大蜻蜓吧！根據情況不同，牠懂得變換九種飛行技巧。加速的時候，牠的器官組織承受相當於3G的重力，卻輕鬆自如。牠可以連續飛行好幾個小時，最高時速達八十公里，所消耗的燃料頂多幾公克。至於牠的視力：牠一秒鐘可以看三百個畫面，視角三百六十度……」

為了更了解這個絕對迷人的族群，我做了一趟短暫的旅行，追溯到了比耶夫爾河（Bièvre）的源頭。那條小河之所以叫這個名字，是因為它以前是許多水獺的棲地，

Bièvre即是水獺的舊稱（如英文的beaver）。

在那裡，就在米涅爾池塘（L'étangs de La Minière）旁，更精準地說，是基揚古爾鎮鄉間路七號（chemin rural 7, 78280 Guyancourt），坐落著昆蟲及昆蟲環境辦公室（OPIE, l'Office pour les insectes et leur environnement, tél. 01 30 44 13 43），開門時間：週一至週五（9:00-12:30/14:30）。

昆蟲及昆蟲環境辦公室主任文森・阿布伊（Vincent Albouy），此外，他也是專門研究鑽耳蟲蠼螋〔dermoptère〕的世界權威），或他那支傑出博學的隊伍中的任何一位成員，可能將為我們訴說許多美妙的故事。

無論在哪個領域，昆蟲都為我們上了好幾課。[1]

### 廉價交通

讓我們向美洲帝王斑蝶致敬。

牠出生在加拿大，為了越冬，一路南飛，直到溫暖的墨西哥中部。這趟飛行共四千公里，大部分時間滑翔，以最佳效益利用上升氣流。因此，帝王蝶僅燃燒極少能量，並防止翅膀折損。瞧瞧牠們的顏色多麼美，有著金橘搭配黑色脈紋。

**調節氣溫的建築**

一個白蟻窩可以容納好幾百萬居民，高度可達六公尺。外牆以唾液混合泥土製成，跟水泥一樣堅硬耐用。白蟻的唾液還可以塗蓋「建築」中最受陽光侵襲的部位。唾液蒸發所帶來的濕氣可冷卻周圍溫度。

**回收再利用**

夏日即將開始之前，雌蠶蛾產下蟲卵，要等隔年才會孵出。幼蠶一出生就開始吞食桑葉。一個月之後，牠變得白白胖胖，開始流涎，製造蠶繭，在裡面長成蛹。蠶涎即是蠶絲，從頭部附近的兩個唾腺製造分泌。

1 原註：文森．阿布伊，《精采故事集，昆蟲》（*Histoires remarquables. Les Insectes.*），巴黎：Delachaux et Niestlé 出版社，二〇一五年。

其他不少蝴蝶種類的蛹在沒有繭的保護之下長大。研究顯示，蠶絲中含有對幼蟲有害的有毒物質，所以牠用流涎的方式排出。

利用這些白色分泌物，蠶蓋出牠的屋子；用牠的屋子，人類織出最精緻的布料。

**照明——何謂生物發光（bioluminescence）？**

從字根來看，亮光（lumière）源自生命。

我們的燈泡，就算是性能最佳的，也只能將運作所需之電力的百分之三十轉換成亮光，剩下的電能都蒸發成熱能。

這種效益在發光動物身上增強三倍，例如：深海魚、烏賊，或者……昆蟲。

螢火蟲，也就是俗稱的發光蟲，牠的光是身體散發出的物質氧化的結果，其中含有硫、氮、氫和碳。這起氧化作用並未產生熱能，而是釋放出光子，也就是亮光。

反應區域集中在螢火蟲下腹部的細胞，與身體其他部位之間隔著一層結晶，可以反射並增強亮光。

人類的燈塔根本沒有任何新意。

黑夜裡，部分物種利用這項照明功能選擇最佳降落地點。

但亮光信號的調節主要是為了交配。透過閃光，互相指認，互相呼喚，接近彼此，取悅對方，為之癡狂，結合為一體。

**健康**

早在一五七九年，著名的外科醫生安布魯瓦茲．帕雷（Ambroise Paré）便曾經記載一道長滿了蛆的腦部傷痕如何快速復原。

整整三個世紀，面對這看似違反自然原則的現象，醫生們始終目瞪口呆。

一直要等到一九一四年至一九一八年的世界大戰，出現一位美國人，威廉．巴爾（William Baer）。他本身也是外科醫生，隨盟軍的部隊一起出征，決心研究造就這些復原奇蹟的機制。他發現：很可惜，蛆並不滿足於吞噬受感染的皮肉組織……

「絲光銅綠蠅（lucilie soyeuse）是被篩選出來的結果，因為牠只吃壞死組織。」

「蛆【……】在唾液中分泌多種物質混合而成的調和物，其中有些物質能殺死細菌，另有一些能阻礙細菌發展，還有一些有益傷口組織癒合結痂。壞死組織被蛆注入傷口的唾液消化分解，即使蛆不加以食用，也破壞了它。當蛆吞下事先分解的糊狀物時，也吸收了大量細菌，並在消化道裡消滅它們。最後一點：蛆在傷口中不斷蠕動，慢慢侵蝕患部組織分泌的滲出液，刺激健全組織癒合傷口。」

「所有這些效果加乘，解釋了蛆療法（asticothérapie）的成功。」[2]

我又回到博物館，進了布豐辦公室，向吉爾．博夫提出這個不斷折磨我的問題：

「現在我見識到昆蟲的本事了。不過，無論如何，牠們有八百萬種，而我們脊椎動物卻只有八千種！牠們這麼了不起的成就該如何解釋？」

我的問題讓教授先生高興極了，只差一點沒擁抱我。

「你終於開始了解生命的機制，也意識到人類的地位是多麼渺小！」

「這麼說吧，昆蟲能有這番成就，我認為歸功於六種原因。」

然後，像個小男孩似的（他一直都是），他扳起手指細數：

1. 牠們很小。即使少數幾種長達三十公分，大部分昆蟲都不超過一公釐。看看日常生活中的狀態：**體型高大的**總愛張揚炫耀，誘惑那些無腦沒有判斷力的。不過，發生危險時，誰能躲進角落、縫隙和小小的洞裡？我們，像你跟我一樣，個子嬌小的。此外，小個子們的需求也少：吃得少，喝得少，耗費的體力也少。個子小的沒有一副巨大的骨架要帶著跑。總之，無論人們怎麼想，未來是屬於小個子的！

2. 既然剛才提到吃，昆蟲可是**什麼都吃**：植物、屍體、碎渣、排泄物、腐爛物、血液和其他昆蟲。這替為人父母者上了有用的一課：若想提供孩子長壽的機會，就該教他們別事事挑剔。

3. 牠們處處為家：城市或鄉村，活水或死水，炎熱酷暑或冰天雪地，植物上或脊椎動物身上（毛皮裡或身軀裡，活或死的不拘）；腐爛的部分（像腐臭的乳酪）或最純淨的花朵……牠們適應任何住所。

4. **超狂的繁殖力**。昆蟲自知生命短暫，掌握時間交配，一分鐘也不浪費，交配效率

---

2 原註：文森・阿布伊，同上。

之高無人可敵。像我這樣擔心地球人口增長失控的人，面對昆蟲這個族群的數量，必將陷入恐慌：那可是以數十億個十億來計算。沿著亞馬遜河岸，研究顯示，光是瑪瑙斯（Manaus）這個區域裡，僅僅螞蟻一種昆蟲的重量就是脊椎動物的四倍。

5. **種類繁多，幾乎沒有止境**。真的是字面上的意思：數不盡，也就是說，無法計量，昆蟲有無限多種。在八百萬種中，絕對找得到一些，而且少說有幾十萬種，擁有克服所有難關的能力，存活下來的能力。

6. **高度發展的社會性**。列寧構想蘇維埃社會時想必從蜜蜂、白蟻以及，想當然耳，螞蟻身上得到不少靈感：非常講究階級，非常有組織，每個成員都必須完成事先分配好的工作，絕不偏離軌道。在他位於紅場的陵墓中，他心想，共產主義的復仇及他統治整座地球的那一天必將到來：到了那一天，人類全體滅亡，昆蟲贏得勝利。

吉爾・博夫的手機響了好幾次。環境部長塞格蓮・賀雅（Ségolène Royal）幾乎失去耐心。怎麼可能不懂她的焦急呢？這樣一位生命專家的意見怎麼可以不聽？跟對我一樣，教授也為她上昆蟲課嗎？從這些課裡，她得到什麼可用於治理法國事務的領悟？

我起身告辭。

他叫住我，迅速用一道公式做了結論：

| |
|---|
| 小 |
| ＋ 什麼都吃 |
| ＋ 處處為家 |
| ＋ 超狂的繁殖力 |
| ＋ 喜歡社會群居 |
| ＋ 種類繁多 |
| ＝ 天才適應力 |

生存的祕密就在這裡：**適應力**！

與教授道別時，我心想：也許，人類的脆弱與高貴皆來自於此。人類想改變生命，於是生命展開報復。的確，人類之所以如此想「改變生命」，全然是為了自己的益處著想。

我在傍晚走出博物館，警哨催促遊客離開公園；這時，我忽然想到昆蟲成功的另一個原因，儘管它完全政治不正確。

若說有些昆蟲多少能撐到五十歲，其他大部分種類，從蚊子開始算起，都活不久。換句話說，牠們不會被老一輩拖累。昆蟲才剛達到盛年，就謹守本分地死去，把位置讓給年輕的一代。也許有人會提出異議，說牠們也因此失去經驗傳承的可能。這項缺陷被牠們在地球生存之久遠所彌補：四億年。沒錯，速度很緩慢，但牠們學會了適應一切！

當種族的動力大於個體的需求，整個族群生命力勝出的機率即大幅提高。

## 讚美歸讚美，害怕歸害怕

經過幾百萬年又幾百萬年，昆蟲證明了牠們的求生習性；但伴隨這令人印象深刻的成效而來的，是嚴重的間接傷害，我們人類即為此付出慘痛代價。

何謂「病媒傳染病」（maladie à transmission vectorielle）？世界衛生組織（Organisation mondiale de la santé）給了清楚的定義：

病媒是能將一個宿主（動物或人）身上的某種致病因素（病毒、寄生蟲）傳染給他者的活體生物。最常見的是嗜血性昆蟲。牠們進食的時候，會同時吸取染病宿主（人或動物）體內的血液和致病物的微機體；當牠們下一次進食吸血時，再注入一位新的宿主體內。

就像這樣，蜱蟲（tiques）、蒼蠅、果蠅、跳蚤、臭蟲為我們帶來招致極度嚴重疾病的禮物，有時甚至致命（每年四十萬人死亡）。

即使不完整，讓我們來清點這些異國疾：利什曼病（leishmaniose）、立克次體病（rickettsiose）、克里米亞—剛果出血熱（la fievre hemorragique de Crimee-Congo）、博氏疏螺旋體病（borréliose〔譯註：萊姆病的病原〕）、錐蟲病（trypanoso miase，〔譯註：非洲錐蟲病，俗稱嗜睡症〕多謝嗤嗤蠅！），別忘了還有極為難受的萊姆病（Lyme）和查加斯病（Chagas〔譯註：美洲錐蟲病〕）。

不過，蚊子，遙遙領先其他物種，確實是最危險的病媒。牠帶來屈公熱（chikungunya）、登革熱（dengue）、裂谷熱（la fièvre de la vallée du Rift）、黃熱病（la fièvre jaune）、茲卡病毒（Zika）、日本腦炎（l'encéphalite japonaise）、西尼羅病毒熱（la fièvre du Nil occidental）、象皮病（la filariose lymphatique），當然，還有，瘧疾。光是瘧疾一種病，每年便奪走四十萬餘條人命，其中大部分受害者是五歲以下的孩童。至於登革熱，它則威脅世界三分之一以上的人口：二十五億，分布在一百多個國家。

總之，蚊子確實是人類的頭號公敵。

## 地下農場的大溪地女主人

我們在鄉間建造愈來愈多的城市，獅子大開口似地，狼吞虎嚥；而鄉村也展開了報復，歡歡喜喜地占領建築物中的縫隙。在高樓與交通道路之間，動植物蓬勃茂盛，再也不需顧慮鄉村生活才會帶來的侵擾：肥料、殺蟲劑和農藥。

您知道全世界的地鐵通道中都棲息著蟋蟀聚落嗎？

這些昆蟲來自亞洲，那裡的老人仍保有舉辦蟋蟀叫聲比賽和鬥蟋蟀的傳統。比方說，在中國，「蟋蟀之友協會」的人數有六百多萬之譜。

在巴黎，夜裡，地鐵運輸暫止時分，耳朵較敏感的人有幸陶醉於牠們別具一格的唧唧鳴唱。閉上眼睛，你會以為自己置身普羅旺斯。只有音感絕佳的人才能分辨出蟋蟀和蟬求偶的叫聲。

可惜，大地重回寂靜。受制於衛生規範，蟋蟀被從早期最適合的住所——麵包師傅的爐灶——給趕了出來，所以才在我們的地下運輸網中找到避難之處。在那裡，牠們找到了棲地，適合的熱度，還有遮蔽，而牠們最偏好的是……菸蒂。然而，大都會中公共場所的禁菸令正式實施後，大部分蟋蟀都未能存活下來。如果可以的話，容我這麼說：禁止抽菸對蟋蟀來說是致命法令。

同樣地，為了讓月底好過，並為昂貴無比的芭蕾舞劇爭取資金，巴黎歌劇院在屋頂上放置了蜂箱。那蜂蜜，我嘗過，確實令人讚不絕口。

而在巴黎十五區，就有那麼一座農場，有點與眾不同。路過時不必白費力氣擦亮眼睛去尋覓，它是看不見的。而且，相信我，對您來說，這樣再好也不過，因為，在這些地方從事養殖活動再危險不過。

來到沃吉哈爾街二〇九號（209, rue de Vaugirard），請推開門。勇敢地逕自穿越嘈雜的大廳，許多家庭在那裡等待檢查或接種疫苗。這時您必須出示身分文件。原地靜候。不久後，一位白袍人來找您。然後，您搭乘一台載貨升降梯，潛入地下二樓。

農場女主人等著您：安娜—貝拉．法依烏（Anna-Bella Failloux）。

即使年紀很輕，這位女士已是一位傳奇人物。一旦熱情被點燃，誰知道往後的人生會為您預留多麼不可能的經歷！

一九〇〇年前後，她的中國祖先決定離開廣東到外地碰碰運氣，而他們去了……法屬玻里尼西亞群島。接著，兩代之後，她在事事奉工作為優先的氛圍下度過大溪地童年：作為一名八個小孩家庭的長女，她必須以身作則。沒有無精打采或編串花環的餘地。一名中學老師對她講述大自然。志向萌生。離鄉背井，到巴黎繼續深造。回到帕皮提（Papeete）研究象皮病（éléphantiasis）。這種致使雙腿腫脹的疾病在玻里尼西亞的患者有五千人以上，源自一種寄生蟲，而傳播這種寄生蟲的病媒蚊是一特殊品種：斑蚊（Aedes）。

從這些研究所得，安娜—貝拉寫了一部博士論文，從一開始就成為權威。

一九九六年，她回到巴黎，參加甄試，考進巴斯德研究中心。

面對這樣一號人物，為了不讓自己顯得太可笑，我為這次會面做了事前準備，並甘冒夜夢中充滿駭人怪物的危險，大量增加在昆蟲博物館圖書館的閱讀：巨大的甲殼類，全身毛茸茸，戴著頭盔，鼻子又尖又長……

電梯載我前往法依烏女士的地下農場，我像一個即將上場口試的中學生，不斷默背我對蚊子所知道的一切：

1. 牠們全部屬於同一個家族：Culicidae；
2. 種類之繁多令人眼花撩亂：已知品種將近四千；
3. 大部分蚊子不帶有潛在危險的寄生蟲；而每種病媒蚊也只能接納某些特定寄生蟲，不接納其他種類；
4. 為能更容易定位，蚊子的品種被分成幾種類型，其中兩種特別是我們關注的焦點：斑蚊與瘧蚊（Anophèles）：牠們接納的是最危險的寄生蟲。

來自大溪地的女士在她的農場門口等我。不多蹉跎，她立即開講授課。

蚊子一生的前三個階段都有親水性。雌蚊在水邊找一塊堅固的地方，小心翼翼地產下卵。但這卵生的型態並不適合蚊子的胚胎，牠不喜歡被禁閉起來。差不多才過了兩天，牠便決定出來。於是，牠縮緊喉嚨，血液衝上頭部，頭部脹大，不停脹大，很快地抵到卵壁。卵殼開始龜裂。蚊子的造物者早已預先做好一切安排：胚胎頭頂上有一個突起，類似普魯士士兵頭盔上的尖刺——直到一九一六年，普魯士，亦即後來的德國，是我們的宿敵。那是腓特烈．威廉四世的發明，應該可用來擋開長劍的攻擊。不過，還是把話題拉回叮咬我們的蚊子上吧！

終於自由，終於變成幼蟲的蚊子，進入一個新的生命階段，一樣具有親水性。

絕大部分時候，孑孓垂直漂浮，頭下尾上。尾部底端具備一個呼吸裝置。為了呼吸，孑孓不斷在水底（那是養分微生物沉澱之處）和水面之間來回。這些幼蟲看起來像小樹枝，細如髮絲。在這小小的生物身上，已有許多精巧的機制開始運作。看看這些沿著軀幹分布的絲扇，緩緩地，它們一直在閉合，宛如睫毛眨動。一陣水波蕩漾，帶來各式各樣的食物：微藻類，蜉蝣生物。孑孓只要張開嘴巴即可飽餐一頓。

獲取充足養分的孑孓長得很快。牠破卵而出時身長不到一公釐，一個星期之後就長到十二倍，而且不停變形，每四十八小時蛻一次皮。

很快地，牠的腹部膨脹起來，長出突角以便呼吸，還有腹鰭。「孑孓化為蛹蟲」。

變態接連發生，昆蟲界的大衛．鮑伊，忙著變換人物造型，一刻不得閒，甚至連進食的時間也沒有。

幸好這項激烈活動沒有持續太久，不影響牠的健康。經過三天後，蛹蟲體內已充滿空氣。慢慢地，牠的表皮開始出現裂縫。從這副棕色潛水裝中，頗為辛苦地，一個脆弱而半透明的身軀脫蛹而出，那是我們這則故事的主人翁：蚊子成蟲。起初蜷縮成團，緩緩展開雙翅。牠晾乾身體，抖落水珠，離地起飛。別了，沼澤、池塘或其他潮濕區域。上路飛往遠方冒險，衝向新獵物！我們人類的麻煩即將到來。

時至今日，在數不盡的昆蟲中，已辨識出三千五百六十四種蚊子。

本來呢，這些小蟲子具備贏得我們好感的一切條件。

首先，不容置疑的優雅：烏黑的大眼睛，長長的觸鬚，流線型的軀體，卻配上一副強健的胸廓，三雙厭食模特兒似的纖細長腿和兩隻狹長的翅膀，上面布滿斑斕的鱗片。圓滾滾的蒼蠅，矮矮胖胖的聖甲蟲再怎麼努力也沒用，牠們永遠比不上蚊子千分之一的魅力。

然後，打從破卵而出那一刻起，牠們便降低環境污染。在幼蟲階段，牠們生活在沼澤或水窪中，靠所有經過牠們活動範圍的微生物填飽肚子。因此，沒有比蚊子寶寶更好的濾器了：牠每天可以淨化水量達兩公升之多。

更棒的是，牠們會授粉。變成成蟲之後，牠們從一朵花飛到另一朵花，汲取花蜜，那是牠們的主食。這則大規模的服務項目並未被我們親愛的蜜蜂壟斷，愛吃水果的先生小姐們有福了。

最後用這點作結：牠們好心地任由吞食，以數百萬隻計，毫無怨言。但願鳥類、魚類、蝙蝠謹記在心：要是沒有蚊子，牠們的肚皮早就餓扁了。所以，原本，事情大可順利美滿，為生物各界帶來最大利益，要不是繁殖後代這項無法抑制的基本需求毀掉了一切。

故事最悲慘的部分就從拍振翅膀開始。那是雌蚊發出的信號，用來提醒附近的雄蚊：我在這兒，她說，我就在這兒。而且悉聽尊便。

雄蚊挺進。

沒有出錯的危險。因為每種蚊子各有專屬的振翅方式。

不過並非全無競爭。必須拔得頭籌。因為，一團團密密麻麻的對手，牠們也都接到提醒信號，已在趕來的路上。

最快那隻將得到獎賞：一次交配的機會。

速戰速決。

雌蚊，據知，對這樣的來去匆匆並無怨言。她很清楚，同類們的壽命不超過幾星期。做任何事都不該拖泥帶水，對於巧妙的前戲和繾綣後的呢喃尤其不可。

女士於是急促地受了孕，腹部不久後即出現蚊卵。

這一章進行得特別緊湊，為了休息一下，讓我們把注意力集中在雌蚊的身體構造上。只消看上一眼就不寒而慄。雌蚊的長管口針令人害怕。嘴喙的部分有如長矛，棕栗色，跟上半身一樣長。

顯微鏡方便進一步仔細檢視，卻也使我們更加惶恐；面對這副身體組織之完美與精巧，我們目瞪口呆，五體投地。

配備在口針前端的下顎用來刺穿目標物的皮層，有時是人類，有時是動物。這渾然天成的汲管傑作特別柔軟，能夠扭曲成各種角度，觸及目標：那血管裡流著令牠垂涎的鮮血。

還記得，有一天，我去參觀了巴塔哥尼亞的鑽油平台，它位於麥哲倫海峽大西洋側南端。

我只是去參加慶功宴開香檳。一支工程師團隊剛打破水平鑽井的世界紀錄。他們成功地從海岸出發，在不同沉積層和岩層間鋪設一條油管，直到離岸十公里外的海底油礦。當時我並不知道原來道達爾集團（Total）只不過是仿效了蚊子而已。

不過，這令人讚嘆的口針，其祕密不僅如此。假如把它從中剖開，你會驚愕地發現：那麼細小的圓柱體內，竟然設有兩條管道。第一條專門用來輸血。然而，被叮咬的人畜會保護自己，血液一流出血管就會開始凝固，杜絕一切被吸取的可能性。這時口針中的第二條管道就派上用場。蚊子在裡面注入唾液，其中含有一種物質……抗凝血劑。

汲取作用得以順利展開。

從這整篇故事，我們必須記住這個不容改變的結論：有害的只有雌蚊！至於雄蚊，這些正直的男孩們只想著填飽肚子，等待機會，在死之前，迅速射一小發。對付這些小瓜呆，以人類的聰明，我們應該可以高枕無憂，既不怕牠們聲響擾人，也不擔心牠們會傳染疾病……

不過，親愛的讀者朋友，請別口出惡言；我猜您始終帶有高漲的厭女情結，只要稍被惹毛，隨時爆發。

如果**雌蚊**，而且只有雌蚊，會在您的耳邊嗡嗡作響，擾您清夢，倒不是因為她嫉妒您睡得那麼好。實在是因為她既不能拋媚眼送秋波，也沒有薄紗黑睡衣、醉人的香水，只能靠著震動雙翅來吸引異性。每次聽見那該死的滋滋聲時，請您告訴自己，那是求偶的呼喚。轉念這麼一想，也許您會受到感動，消消怒氣。更何況，**雌蚊**之所以騷擾您，也不是因為自古根深柢固在每位女性身上的那股不知道哪裡來的壞心眼。不，要知道：叮咬您的不是一般**女人**，而是**母親！**一位只憂心一件事的母親：她念茲在茲，要讓腹內的卵發展成熟。而蚊卵存活所需要的養分，她只能從您的血液裡去找。

如果想知道為什麼人類的女性不需要鮮血，並且，不會變成吸血鬼，您可以去請教醫生。他會跟您講一個動人的故事，發生在我們大腦中的一個小區塊，它叫做下視丘（hypothalamus），扮演著一個關鍵的角色。

初步造訪蚊子國度，我們得到兩項結論：

第一，這些小蟲並不壞。牠們的目的只有一個：活下去。這叫人怎忍心苛責？

第二，牠們只不過犯了同謀罪。但提供殺手後勤支援、遮風避雨的住所，這些都並非牠們自願。

另外一趟旅程即將展開。

歡迎來到幕後真凶的（多重）國度！

## 「細菌」的世界

我活到愈老，需要學習的事物愈多。

身為巴斯德的傳記作者，我對「細菌」的領域多少熟悉。就我所知，細菌這個稱呼太空泛。概括地了解昆蟲之後，專門研究過蚊子之後，從現在起，我必須去認識一個更小的族群。

法蘭斯瓦．羅德安（François Rodhain），醫藥昆蟲學專家，還有比他更好的教授嗎？他是這個領域中的大師[3]，研究昆蟲、牠們所帶的病媒及病媒所傳染的人類之間的關係。

直到十七世紀末，我們人類從未揣想過微觀世界的存在。

後來，顯微鏡發明，想當然是荷蘭人安東尼．范．雷文霍克（Antonie Van Leeuwenhoek）的傑作。不久後，在他的家鄉台夫特城裡，他開始接待各方國王、王后、沙皇，藉著他所磨出的鏡片，帶領他們發掘那些在鏡片下蠕動不停的微小族群。

直到下一個世紀的中葉，沒有人想像得到：原來大部分的疾病成因來自這些迷你有機體。

然後，巴斯德出現了。他在一八六〇年左右發現了細菌在發酵和消毒中扮演著催化角色。

在這些小得不能再小的小東西之中，有些壞胚子那麼壞，必須給牠們起個名字。史特拉斯堡的一位軍醫，夏爾勒—艾曼努埃・瑟迪歐（Charles-Emmanuel Sédillot）提出了「細菌」（microbe）這個說法。內容最豐富的字典編造者愛彌爾・力特烈（Emile Littré）面對諮詢時，表達了他的信任：「要指稱這些微小的動物，我寧可用細菌來說……現在，就讓這個字為自己辯護吧！想必它一定會這麼做。」

接下來的一百六十年間，學者們不斷探索這個微小的世界，並加以分門別類。孩子

---

[3] 原註：請參考他為這個領域所著的「聖經」：《寄生蟲，蚊子，人類與其他》（*Le Parasite, le moustique, l'homme...et les autres*），巴黎：Docis 出版社，二〇一五年。

們小的時候愈捨不得整理凌亂的房間，長大後，就愈愛花力氣非得把所有東西收拾裝箱不可。想必他們是在迷戀所謂分類學（taxinomie）這門學問時，找到了某種型態的慰藉。

就像這樣，隨著時間進展，人們開始區別各種細菌、原生動物（protozoaires）、線蟲（nématodes）、真菌和病毒。

### 1. 細菌

單細胞微生物，沒有細胞核，最大可達半公釐。

有二十億年的時間，細菌是我們星球上唯一的生物。

牠們以倍增的速度分裂繁殖，平均每二十分鐘就完成一次！

幸好，這樣的繁殖速度被天然抗生物質、捕食者、環境的侵擾等等給擋了下來……

儘管有這些阻礙，細菌的數量仍超出合理範圍：一公克的農業用土中可以含有十億隻細菌，分屬上萬個種類。

地球上的細菌總量約是人類的 $1.5*10^{20}$ 倍。另一個特色：牠們能夠輕鬆適應任何新環境。

**2. 原生動物**

也就是擁有一個細胞核的單細胞微有機體。

原生動物主要生活在有水的環境。為了讓牠們能在水中活動，大自然賜予了非常細的纖毛或長尾巴，即所謂的鞭毛。原生動物約有幾十萬個種類。其中有些活動自如，能獨立發展，但絕大部分是共生物或不折不扣的寄生物，比如瘧疾的病媒：惡性瘧原蟲（Plasmodium falciparum）。

**3. 蟲（線蟲）**

蟲這個稱呼便利但籠統，網羅了來源、外觀和生活型態極為不同的小猛獸。

跟原生動物的情況一樣，部分線蟲誰也不需要就能生存。但許多線蟲是寄生蟲：我們稱之為蠕蟲（helminthes）。在這些蠕蟲中，線蟲的特別之處在於牠們擁有完整的消化器官。二十五億年前，牠們便出現在地球上。然後，數量便不斷增加：到了今日，已知兩萬種，而其總數預料可超過十萬種，甚至更多。牠們的尺寸範圍極為廣泛：從極其微小到一公尺都有！

伊莎貝爾的父親，居伊・德・聖歐班（Guy de Saint Aubin），為了建立線蟲種類的清單，探索加彭森林整整二十年，卻不得不緊急返回巴黎。他的體內受到絲蟲（filaire）感染，那是線蟲的一種。根據他的女兒回憶，當時看見父親身上到處爬滿蟲，連眼睛裡都有。他的腎臟遭到入侵。所幸到了最後關頭，他獲救了。多虧馬克・鍾堤里尼（Marc Gentilini）教授，當時他剛整頓巴黎硝石庫慈善醫院（Pitié-Salpêtrière）的菁英人才，成立了熱帶疾病部門。後來，他成為法國紅十字會的主席。

### 4. 真菌

在真菌這個浩瀚迷人的宇宙中，我們只認識其中的巨型，無論是可食用的或有毒的：牛肝菌（cèpes）、雞油菌（girolles）、側耳菌（pleurotes）或毒蛾膏（amanites phalloïdes）。

這種有機體種類極多，地球上，大約可數出一百五十萬種以上，各種尺寸都有。最大的真菌在馬來西亞的森林裡被發現，那是一種牛肝菌，高達十三公尺四十五公分，直徑有十一公尺十五公分長！最小的真菌是酵母，牠們是單細胞生物。

## 5. 病毒：難以捉摸

要定義這些有機體，坦白說，生物學家們感到棘手。起初，他們把牠們描述成小東西：大部分在十五到四百……毫微米之間。一直到一九三〇年開始，最早的電子顯微鏡問世，才能觀測到牠們。

但是，這些科學家立即補充，說明也有「大型」病毒，甚至「巨大病毒」（mégavirus）存在。

那麼，談論病毒的標準是什麼？是否可以把牠們視為生物？

可以透過某些特徵來定義牠們：

1）病毒由一個核酸（去氧核糖核酸或核糖核酸）及蛋白質構成。

2）牠不能自行獨立繁殖，需要藉助一個活體細胞來進行。一開始，牠先常駐在這顆細胞的表面，不久後，便注入牠的核酸。一旦進入細胞的DNA中，病毒便取得整套運作的指揮權。細胞乖乖聽話，製造病毒繁殖倍增所需的一切。病毒的數量增加之後，便能從細胞漫出，無止境地感染其他細胞。

3）病毒不斷演化。牠們的繁殖模式引發「錯誤」。針對牠們而做的基因再造從來沒有一次能夠完美複製。

4）病毒無所不在。而且多到難以計數。直至今日，記載下來的已有十萬種。但這個數字離總數還差得很遠，遠遠不及。

既然牠們只能藉著入侵（也就是感染）細胞生存，定義病毒最好的說法大概如彼得・梅達沃（Peter Medawar）所言：「病毒是蛋白質裡發展出的一塊壞消息。」

**是敵是友？**

在（不實的）民間智慧中，例如「無風不起浪」這種可疑的道聽塗說，有這麼一說：「微生物」（microbe）是「疾病」（maladie）的同義字。

讓我們把話說清楚：要是沒有這廣大的微小族群，當初生命永遠不可能浮現於水中，也永遠不可能有後續，進展到我們現在的階段。

這些微生物：病毒、細菌或真菌

－淨化水質；

－產生能源；

－活化土地；

－循環回收有機物質；

－刺激並調節食物鏈；

－合成無數種我們基本所需的產物，包括維生素與抗生素；

－平衡有機體之間的交換和競爭。

此外，就我們幾乎無時不煩惱的健康問題而言，牠們

－摧毀我們體內大部分的侵襲者；

－在身體各部位的運作中扮演關鍵角色。

早在一九〇〇年，巴斯卡的追隨者埃黎耶・梅契尼可夫（Elie Metchnikoff）即率先發展出一個想法：囤殖在我們腸道中的這幾百兆細菌比我們吞進的食物療效好處更多。

腸道菌群（microbiote）對糖尿病、肥胖症、過敏都有效果，甚至影響我們的腦部運作：沮喪、自閉、帕金森、阿茲海默症……

在這個大族群中，如何評斷我們敵人占有多少份量？如何篩檢出這種或那種敵人在生與死錯綜複雜的機制中純粹有害的作用特徵？

在這龐大的數量中，總有幾種造成危害；就統計學來說，豈不是再也正常不過？但是，儘管恐慌，我們還是要保持理智，永遠別忘記讚美「細菌」：多虧了牠們，我們才得以存活！

我們只想占好處，不要壞處；只想要奶油、賣奶油的錢和賣牛奶女孩的笑容，不要賣牛奶的男孩因為嫉妒而冒出怒氣騰騰。

# 結盟共存的星球

生命是結盟的成果。有時溫和，通常猛烈。

為了續存，生物需要吞食其他生物，無論動物還是植物：它們帶來必須的養分。這樣的結盟，從最親密的到最遙遠的，從利益與損失之分配最均衡到最不公平的共享，型態多得數不清。

我們知道，在所有社會中，包括以愛為尊的社會，永遠，幾乎永遠有一方得到的比另一方多。

因此，這些生命的協議，名目繁多（沒完沒了），變化不定（永無止境），為了試圖看得稍微清楚些，我們從中區分出共生（symbiose）、互利（mutualisme）和寄生（parasitisme）。

共生是兩種有機體的一種強制性結盟，無比和諧：沒有彼此就不能存活，或者，這一群沒有那一群就活不下去。畢竟，一般生命不像我們這麼虛偽，它們沒有夫妻制宗教。

舉例來說，地衣（lichen）是什麼？

為了抵抗嚴峻的環境（寒冷、乾燥……），一種真菌決定與一種藻類結盟。真菌提供支撐，保護，儲存濕氣，藉著分泌酸性物質，還可以溶解礦物質以利吸收。

作為交換，藻類則帶來從光合作用所產生的養分，以糖分為主。這對組合已通過考驗：存活在世界上各角落的地衣有超過兩萬多種。我們因而大飽眼福，享受繽紛的色彩：啊！比格爾海峽（Canal de Beagle）沿岸那片橙紅的沙灘！啊！南極洲上突然竄出冰雪的那些紅色小點點！

嚴格說來，為了「活下去」這個理由，這樣的結合可以持久而且必要。任何分離都會造成彼此的死亡。若是我們也遭受如此嚴重的威脅，或許大部分的人就不會鬧上法庭了。

互利，這是一種自由的結盟。不具強制性地，為了在這無情的世界中求生存，兩種有機體決定結合彼此的力量。

光是講這些共存手段的多樣性和效用，恐怕就可以寫出無比厚實的一本書，而且想必也是無比精采的一本。

與其獨力迎抗生存之殘暴，為何不住到鄰居家去呢？可以接待您的鄰居——通常他本身並不知道，我們稱之為「宿主」——，他會提供住所、睡床和交通，因為他走到哪您就跟到哪，絲毫不費自己的力氣。

可以理解這種懶惰的策略為何如此大受歡迎。可以猜想這個招數回溯到久遠的太初。不是只有今天我們大多數的人才會為了貪圖舒適而犧牲獨立自主。

寄生。原文「parasitisme」來自希臘字根「para」，意思是「在旁，依附」，還有「sitos」，意味「養分」。

古代的富人有宴客習俗，受邀同桌共餐的是能娛樂他們的人：詩人、樂師、弄臣、交際花。這些「寄食者」用這種方式來支付餐費，用的是他們自備的貨幣：詩歌、樂曲、好聽的話和撫慰。這種做法至今從未消失，只不過換了說法而已。以前，要形容一名寄食者，人們會用「食客」（écornifleur）這個好聽的字眼；而在今天，「米蟲」（pique-assiette）這個絕妙的說法仍被廣泛應用。

為了給自己最好的發展機會，寄生者們一天到晚搬家。

克婁德．孔布（Claude Combes），世界級寄生蟲專家，他提供了上千個寄生蟲移域（délocalisations）[4]的例子。

吸蟲（trématode）是很小的寄生蟲。其中一種「Halipegus ovocaudatus」，想要得到保護、熱度和濕度，決定生活在……青蛙的舌頭下，那是符合牠期望的一處住所。

但是，若要展開繁殖周期，就必須即刻離開這個溫暖的居地。線蟲寶寶（幼蟲）被粗魯地趕出家門，掉進水裡。這隻幼蟲，牠討厭孤單，所以急著寄生到另一個宿主身上：找個軟體動物。基於某種不和，或者純粹就是個性不容，再次搬家，回到水裡。討厭孤單的感覺又上來了。所以，再次入厝，愈快愈好：這一次，找一隻小小的甲殼類。趕緊離開，絕不留戀，為了住進……一隻也在幼蟲階段的蜻蜓。

一如所料，蜻蜓長大成型。在此同時，線蟲的幼蟲也變成了成蟲。一切本來無比順利，若不是，有一天，一隻兩棲類經過。牠很快就吞掉這一對寄生伙伴。於是，Halipegus重回老家溫床，回到青蛙的舌頭下方。

一隻小小的蜘蛛，蟎（Histiostoma laboratorium），對某種蒼蠅情有獨鍾。為了保持同盟關係，蟎拒絕其他的一切。於是，牠毫不猶豫地往蒼蠅身上跳。牠一跳可以跳五公分。這個高度，重新計算各種比例之後，相當於我們人類的三百公尺以上。有哪位女士，在艾菲爾鐵塔頂端，抗拒得了一位能用這種方式躍起、熱情告白的追求者呢？

4 原註：參閱《寄生的藝術——生物的結盟》（*L'Art d'être parasite, les associations du vivant*），巴黎：Flammarion出版社，二〇一〇年。

## 發現者四重奏

所有字典都給「quatuor」這個字兩種解釋。

它可以指為四種樂器譜寫的作品（韓德爾、莫札特、貝多芬、拉威爾、荀白克等等）。

它也指一個演奏團體：包含四位音樂家，沒有他們，曲子的音樂就無法產生。

這也是我們下一個發現的故事。

如果您同意將發現視為創造，也同意所有真正的發現皆是一項傑作。

所以，他們共有四人。四位研究員。組成一個團體，一起精進知識。我說的「一起」是同一時間。因為，這個四重奏組合之中有兩名彼此並不認識，也不認識另外兩位成員。這兩人，就算開始變成朋友，不久後也會互相撕破臉。

詭異的分離式和諧。

然而，音樂終將揚起，那是知識進步的樂聲。

西元前四百年，希波克拉底完美地描述了瘧疾的症狀：高燒不退，經常導致死亡。接下來的二十三個世紀，對於這種病的成因，人們依舊茫然不解，一無所知。突然之間，一線曙光。元凶禍首的真面目被揭開了。請向我們的四位調查員致敬：每一位各自掀開了部分神祕面紗。

第一位劍客是古巴人，一八三三年出生於聖瑪利亞太子港（Puerto Principe，今日的卡馬圭〔Camagüey〕）。卡洛斯・芬萊（Carlos Finlay）醫生研究常態性肆虐哈瓦那的黃熱病。早在一八七〇年，他便提出了病毒經由蚊子傳播的假設。十年後，這個假設得到證實，病媒蚊的種類也被釐清：斑蚊。

他的發現來得正是時候。當時，巴拿馬地峽正展開許多重大工程。如果工人們得到瘧疾（經由另一種蚊子傳染：瘧蚊）和黃熱病，工程如何能繼續？在建造鐵路時，已有一萬兩千名工人因此喪生。在法國第一次企圖開鑿一條運河時（一八八一年—一八八九年），又有兩萬兩千人加入死亡行列。不得不相信，雌蚊下定決心要禁止人類將美洲大陸切成兩半：在以前，如果船隻想從大西洋前往太平洋，或反方向航行，只能走傳統路線，繞過合恩角（cap Horn）。而在那裡，等著他們的是其他災難。接手這項工程以前，美國委派沃爾特・李德將軍（Walter Reed）進行調查。芬萊的研究得到採納。防蚊作戰宣告展開。

在重新啟動工程之前，要先整理場地。填滿沼澤、抽乾所有積水、大規模噴煙消毒、所有窗戶加設紗窗、所有宿舍加裝蚊帳，工人一出現任何症狀，立即依照規定隔離……

運河以這樣的代價建造完成。芬萊於一九一五年去世，生前恰好來得及看見第一艘美國貨輪 Ancon 號在一九一四年八月十五日通過巴拿馬運河。

對這位偉大的學者而言，這想必是值得欣慰之事。諾貝爾獎委員會曾七次將他列入名單，但是七次都將獎項頒給了別人。

第二項決定性的貢獻來自一位法國人：阿方斯・拉維朗（Alphonse Laveran），他讓我們認識瘧疾的病因。一八四五年出生於巴黎，他選擇追隨父親的道路，也成為一名軍醫，論文研究神經的再生（regénération des nerfs）。他被派駐到阿爾及利亞之後，熱心探索瘧疾的問題。在君士坦丁堡時，他觀察病患的血液，起初發現黑色的小點，後來進而發現一些細胞，因為形狀細長如絲，所以可以（快速）向前移動。也就是說，瘧疾患者體內住著一種生物，一種寄生蟲。阿方斯．拉維朗所發現的正是惡性瘧原蟲（Plasmodium falciparum），其宿主身上所發生的一切紊亂之罪魁禍首。

早在一八八〇年十一月，這位學者就寄了一份紀錄給法國國立醫學科學院（Académie de médecine）。四年後，他出版了《瘧疾熱病論述》（*Traité des fièvres palustres*）。醫學界保持懷疑的態度。疾病怎麼可能有細菌以外的成因？

一天早晨，阿方斯．拉維朗來找路易．巴斯德，以及巴斯德最重要的合作同事，愛彌兒．胡（Emile Roux），並帶他們到他位於聖寵谷軍醫院（Val-de-Grâce）的實驗室。在顯微鏡頭前，兩位大學者不得不承認事實：抹在載玻片上的血液薄膜中，確實有原蟲蠕動。

他頻繁前往所有瘧疾蔓延的地區（羅馬郊外、科西嘉島、卡馬格〔Camargue〕）出差，同時也對造成嗜睡症的非洲錐蟲很感興趣。

一九〇七年秋天，諾貝爾獎頒發給他，「認可」他在將原蟲列為疾病成因這件事上所扮演的角色。在這以前，拉維朗已離開軍隊，脫離干擾，得以全心投入研究。他加入了巴斯德研究中心，在那裡設立了熱帶疾病實驗室。在那裡，與他合作的是著名的團隊，研究人員包括卡麥特（Calmette）、都克洛（Duclaux）、尚博朗（Chamberland）和梅契尼可夫（Metchnikoff）。

他終生與他們分享研究成果，直到最後一刻（一九二二年）。

後面這兩位發現者一開始以朋友的身分開始交往，甚至可說有著父子般的情誼。年長的那位是芬萊和拉維朗的同輩人。

萬巴德（Patrick Manson）於一八二一年出生在阿伯丁郡附近（蘇格蘭）。完成醫科學業之後，他決定前往中國，確切地說，是前往福爾摩沙。島上的海關聘請他檢控往來船隻的衛生狀況。利用工作之餘的閒暇，他也為當地居民診療，照顧的通常是最貧困的百姓。為了更了解他們的病情，他還學了當地語言。

象皮病是一種寄生蟲引起的疾病，病徵表現為下肢及外部生殖器腫脹——而且經常異常畸形。包覆睪丸的陰囊可能變得又厚又重，甚至可見患者以推車載運扶行。這種病的成因是淋巴循環發生阻塞。

萬巴德被派到距離廣東不遠的廈門。他注意到病患的血液中有極小的小蟲，微絲蚴（microfilaires）。他靈機一動，解剖在這些病患周圍捕到的蚊子。在那些蚊子體內，他發現了同樣的微絲蚴。結論顯而易見：在一隻蚊子吸取病患血液的同時，也一口氣吸進了血液中的寄生蟲。當牠選中另一名獵物，便傳染給他。傳播疾病的禍首找到了：就是蚊子！

萬巴德心中提出疑問：蚊子在瘧疾的傳播上是否也扮演著同樣角色？

因此，他認同拉維朗的研究，也開始支持「瘧疾蚊子理論」（malaria mosquito hypothesis）。接下來的工作是描述：在受感染的患者、本身健康但會傳染的帶原病媒蚊，以及新受到襲擊的人之間，寄生蟲如何繁衍？神祕謎題。原蟲遠比象皮病的絲蟲難追蹤，也比較不按牌理出牌。

羅納德・羅斯（Ronald Ross）登場的時刻到了。一八五七年，一個風和日麗的日子裡，他在印度出生。畢業之後，他立即放棄了成為作家的夢想，加入印度醫療服務局（Indian Medical Service）。他也對瘧疾十分感興趣。起初，他也先關注了瘴癘理論（théorie des miasmes）：沼澤和死水附近的病患人數不是比較多嗎？但他也認識了拉維朗的發現。寄生蟲似乎難辭其咎。他投入所有心力，研究寄生蟲的一生以及從一個宿主轉往另一個宿主的方式。

一八九四年，藉著一次去倫敦出差，他和萬巴德見了面。兩人整整差了三十五歲。年長的那位已經赫赫有名，被尊為「熱帶醫學之父」。另一位還是無名小卒，積極躁進，急於追求榮耀功名。

年長那位寬容大量，將另一位納入自己的羽翼下，將自己對絲蟲、原蟲以及其他寄生蟲之所知慷慨相授。

回到印度後，羅斯不斷寫信給萬巴德，後者也不斷給他建議，在他（經常性地）灰心沮喪時，給他支持鼓勵。他們之間書信往來之豐富、之親密，想必是科學史上僅見。

羅斯一心致力於解剖蚊子。他認為，比起患者的身體，在這些小蟲體內，更容易追蹤寄生蟲的繁衍。但還必須找對蚊子才行（蚊子種類繁多，相較起來，能接納原蟲的品種算是稀少）！

對羅斯來說，一八九七年一開始就厄運連連。他本人受到瘧疾感染；才剛痊癒，霍亂又找上門來。

不過，八月二十日那天，他的堅持終於得到報償。這個日子將被訂為「世界蚊子日」（The Mosquito Day）流傳後世。

那一天，羅斯手邊只有**兩隻**蚊子。在牠們的胃部表面，他辨識出一些幾近完美的小圓珠，就細胞而言，那是極不尋常的形狀。

隔天，他又觀察到同樣的圓珠，但直徑增大了一倍。

所以，寄生蟲選擇了蚊子的胃壁，在那裡迅速繁殖。

在把這項發現寫成論文寄給《英國醫學期刊》（*British Medical Journal*）以前，羅斯虔誠地寫下一首詩。

This days relenting God
Hath placed within my hand
A wondrous thing. […]
I know this little thing
a myriad men will save.
O Death, where is thy sting ?

（這一天，上帝大發慈悲，在我手中放了一樣神奇的事物。【……】我知道這樣小東西將拯救成千上萬的人。噢，死神，祢的刺在哪裡？）

感謝過上帝之後，羅斯向他的人生導師致敬：「我的觀察證實了萬巴德醫師在蚊子的研究中所提出的卓越理論。我所做的只是遵循他指引的方向。」

這份感激之情並未持續太久。

很快地，羅斯另找了一位關係較遠的啟發者，也就是說，比較不會妨礙他功成名就的人：阿方斯．拉維朗。而當諾貝爾獎委員會必須在萬巴德和羅斯之間做出選擇時，他們屬意的是後者。的確，多虧了他，關於宿主蚊及擅自闖入的貪婪原蟲之間那過從甚密的關係，我們才有了完整的描述。若非蚊子出了餿主意，把這種寄生訪客傳到被牠叮咬的人類身上，那對主客互相玩什麼小把戲，我們一點也不在乎。從此之後，人們終於明白：一種恐怖的疾病是透過多麼有害的機制傳播。

所以，人生如戲：當兩人天地（蚊子／人類）變成三人行（蚊子／寄生蟲／人類），悲劇往往就這麼產生。

## 三人行

我們所有的病痛該歸咎於什麼？答案是唾液。

除了在穿刺時為保持血液暢流而必需的抗凝成分以外，雌瘧蚊的唾液中可能含有寄生蟲。所以，叮咬我們時，她分泌唾液，或許同時也潛藏寄生蟲。

即使寄生蟲數量眾多——一次叮咬可達五十多隻——初看之下，這些原蟲似乎並沒有真的多麼可怕：只不過是些長條狀的單細胞微生物罷了。

可惜的是，牠們擁有兩種天賦。牠們能夠鑽入任何地方，而且繁殖速度飛快少見。

一旦進入被叮咬者的血液，寄生蟲便前往目的地：那想必是牠朝思暮想的糧食庫：肝臟。

於是寄生蟲選一顆肝細胞進入，安住其中，悠然自得。牠過得那麼舒適，以至於決定在此繁衍後代，多多益善。

可憐的肝細胞！

一隻外來侵入者，還能應付；但是一百隻、一萬隻呢？更何況這所有新生的寄生蟲們互不分離，牠們成群結隊，聚集堆積。您覺得這顆可憐的肝細胞能變成什麼樣？它炸裂了。這群寄生蟲因此被釋放到自然空間，也就是血液之中。於是這批蟲子，全數，進攻其他肝細胞。

肝臟抵擋不住，開始衰敗。寄生蟲興奮狂躁，圖謀不軌，愈發加速活動。入侵血液之後，牠們開始攻擊紅血球。

為什麼選中這個新目標？

因為寄生蟲不是笨蛋。牠們並未被首場勝利沖昏了頭。牠們有預感，遭到侵占的組織終將反擊。然而，紅血球不具免疫機制。寄生蟲從哪裡得到這份情報？神祕之謎。總之牠們選對了好庇護所。攻擊紅血球的另一個原因：牠們吞噬血紅素。那是這種類型的寄生蟲最愛的佳餚，想必牠們是我們在喀爾巴阡山那些親愛的吸血鬼的遠親吧……

一場新的侵略行動展開。

每顆紅血球都有專屬的寄生蟲。這隻寄生蟲，酒足飯飽，得以繁衍。不久後，牠開始分裂，分裂再分裂。很快地，牠便占據了整個空間。紅血球並不比肝細胞幸運：它也炸開了，釋放出新一代的寄生蟲。同樣的慘劇同時重複上演幾千幾萬次，情節如出一轍：從前從前有一隻寄生蟲，牠想享用一頓紅血球大餐。

每一次紅血球炸裂的同時，也釋放出毒素，一下子透過血液循環散播全身。這麼一來，人類開始感到痛苦：顫抖、發汗、噁心、無盡的疲累……這是第一階段的發燒。

後面還有許多次高燒接踵而來。

因為寄生蟲愈來愈多，不斷入侵更多紅血球。但牠們的疑慮終究發生。蚊叮受害之人的組織器官始終靜觀其變，平白花費太多時間，但終於做出了反應。

寄生蟲的黃金期過去了。

從這一刻起，紅血球阻止入侵者再分裂。

但這招沒用，我們寄生蟲大軍將發展出一套新策略！

此時此刻，親愛的讀者小姐先生們，請做好心理準備：臉紅的時候到了，快把小孩趕上床睡覺。因為，我們即將涉入那個神奇魔幻又令人眼花撩亂的世界……性的世界。

直到目前為止，繁殖完全不需經過交配，只要溫和有禮地請細胞核自行分裂即可。

寄生蟲們始終熱烈地擠在一顆顆紅血球之中，展開一場了不起的變形：牠們搖身變成了在需要的時候可以隨意雌雄變性的細胞。然後，為了徹底達成這場重大顛覆，牠們還必須找到一個理想的環境。紅血球恰巧提供了所能提供的一切，甚至更多。

好還要更好。

多還要更多。

就在這個時候，蚊子又登場了。

或者，確切地說，**雌蚊**登場。我們在前文中已經看到，她永遠貪求新鮮的血，藉此為腹中懷著的蚊卵進補。

她吸取了一個瘧疾病患的血，因此胃裡迎進了這種新型的寄生蟲細胞。

多虧有她，儘管空間狹小，寄生蟲卻也找不到比這裡更溫暖有益的環境，牠們得以從方便卻無趣的單性階段過渡到耗費精力，但是，噢！雌雄兩性世界是多麼刺激。

接下來的事，你們都懂。

一旦有一顆雌性細胞出現，千百個雄性細胞皆躍躍欲試。雄性之中速度最快的，或者最有魅力的、最好笑的、最聰明的，總算打動了她。在這些結合之下，成千上萬的寄生蟲誕生，個個急著趕往宿主蚊子的唾腺。

這就是為什麼知道蚊子的**芳齡**大有用處。如果她還年輕，小於五天或六天，她的寄生蟲便沒有時間完全發展，也無法繼續移動到宿主的唾腺。即使這隻蚊子被寄生，叮咬了我們，也沒關係，什麼也不會傳染給我們。

## 追不上的敵人

我的地質學老師有個好姓氏，或者不如說是命中註定的：葛拉維優先生（Graviou，譯註：原文含有「鑽挖」的意思）。而且，恕我開個玩笑，彷彿為了加強效果，賦予他天職似的，他的父母還把他取名為皮耶利（Pierrick，譯註：原文有「石頭」的意思）。皮耶利．葛拉維優的許多優點之一即在於比任何人都擅長說明複雜的機制，並能展現最難探測的神祕之謎。

舉例而言，「地質時間」所涵蓋的範疇之深廣實在難以想像，為了讓我有一點點概念，他建議我用以下的方式計算：

「塞納河這樣一條小河竟能蝕刻出這麼大一座河谷，它的威力，想必你跟所有人一樣感到驚訝。稍微思考一下吧！被河水蝕刻出來的岩壁有多高？不超過三百公尺。就算把這三百公尺除以一萬年好了，你會發現，每一千年侵蝕三公尺，也就是一年零點三公釐。這麼一想，就會覺得河流辛苦工作，所得到的報償實在很微小。」

那天晚上，我的蚊子老師，迪迪耶・馮特尼爾（Didier Fontenille），也說了類似的話。

「我們人類的一個『世代』有多長？人們通常認同二十五年這個數字。在這個歲數，人類當上了父母。然後孩子們長大，自己也繁衍下一代，代代相傳。但蚊子的一個『世代』有多長呢？牠們的一生，從卵到死，一個半月。這還是比較寬裕的算法。與我們對照起來，一切清楚明瞭。在一個世紀之中，人類可以看到四個世代。對蚊子而言，一年七個世代，再乘以一百年。也就是說，七百個世代！

這麼演算下來的結果引人深思。七百個世代！蚊子有這麼多機會，透過基因的變形和重組，去改良牠們對多變環境的適應力。

變化不斷進行，從哪一刻開始可稱得上『新品種』？當與屬於同一品種，但未曾經歷相同轉變的個體愈來愈難結合，就能討論。

蚊子的汰換節奏如此之快，扭轉了現狀。應以一種**恆常演化**的角度看待牠們的歷史。就適應力這個方面來看，牠們這個物種遠遠比我們占優勢。

對於病毒來說，汰換速度更加駭人。牠們若非繼續沉睡，就是整個甦醒。醒來之後，牠們陷入一陣激奮狂躁，甚至能夠……每十五天汰換一個世代。

我們人類呢，我們的人體運作緩慢。緩慢是為了有時間成熟，為了讓我們甘願死去。因此，緩慢是為了讓我們能夠適應。比起那些物種，這正是我們的弱點。這些『緩慢』的反應，令人不禁夢想恆久不變的狀態。我們的確很難想像一段永遠在演化的人生。

我們毫無困難地接受了達爾文。接受了達爾文和他所揭示的不安穩性，接受了達爾文和他所描述的不舒適性，接受了達爾文和他那顛覆性的真理：據他所說，根本沒有任何已經完成的結果，生命是永遠進行著演化並交互作用的一座叢林。但我們更難以承認：在種種生物的演化中，有許多已加快腳步。請給我們時間——我們很想請求劊子手——讓我們適應。可惜，通常，劊子手總是鐵面無情。」

# 致敬昆蟲學者和他們的田野（和伴侶）

昆蟲學是研究昆蟲的學問，所以，昆蟲學者就是精通這些小猛獸的專家。研究這門學問出自一股熱情，這份熱情通常誕生於童年時代。

可能是一座花園，一片鄉野，很早很早，就令他大開眼界，驚喜地發現那裡面的居民：或爬，或飛，或鑽，或東張西望，或碎步疾行。

可能是八歲生日收到的一支捕蟲網。也可能是聖誕節禮物，收到的不是玩具消防車或火星人裝，而是……一隻黃鳳蝶（machaon）。這個字念起來幾乎像是嘴裡含著一塊入口即化的蛋糕。不過，它指的是一種長著黑、藍和紅色斑紋的淺黃色大蝴蝶。

可能是祖父帶他去釣魚，教他抓蟋蟀，那是魚群為之瘋狂的佳餌。

可能是一段遙遠國度的遊記，那個區域可怕的熱病猖獗。

後來，到了該選擇未來職業的那一刻，與父母激烈爭論，他們不相信觀察蒼蠅或甲蟲可以賺取溫飽。

再後來，可能去馬達加斯加島服兵役，那裡百分之七十的物種都是地方性生物，也就是說，於島上當地發展而成，與世界其他地區沒有任何接觸。

也有可能，在攻讀醫學期間，發現了寄生蟲那個異國情調豐富且熱鬧滾滾的世界。

如此，有上千種原因可像法蘭斯瓦・羅德安一樣成為醫藥昆蟲學教授（無與倫比的教育者，孜孜不倦地誘導人們的好奇心）。或像迪迪耶・馮特尼爾一樣，成為金邊巴斯德研究中心分院的院長（世界蚊子專家之一）。又或者，像弗列德里克・席馬爾（Frédéric Simard），成為那個有著神祕名稱的實驗室負責人：MiGEVEC（Maladies infectieuses et vecteurs: écologie, génétique, évolution et contrôle）：傳染病及病媒、生態、基因、演化及控制。也別忘了我們那位沃吉哈爾街地下農莊的大溪地華裔女主人，她的正式頭銜是「蟲媒病毒、昆蟲、病媒部門主任」（Arbovirus, insectes, vecteurs），姓名是安娜—貝拉・法依烏。

很少有人像他們那樣，說起話來令人聽得興致盎然。

那麼，為什麼大家對「醫藥昆蟲學」如此漠不關心？

為什麼現存的教學機構那麼少？為什麼在醫科教材中，「病媒」所占的篇幅那麼少呢？

這種冷漠的態度想必是輕視所造成的結果。那種愚蠢的高傲，讓人類自以為不同於其他動物。

昆蟲學萬歲，噢，萬歲，萬萬歲！首先，因為這門科學知道生物之間的界線是多麼漏洞百出！

即使，深入了解昆蟲學者們之後，我們發現他們有一些頗為特別的習性。

在一個風和日麗的春日，法蘭斯瓦．羅德安帶著年紀輕輕的未婚妻去圖爾森林（forêt tourangelle）——未婚妻名叫法蘭索瓦絲，她本身也是一名醫生。羅德安從後車廂拿出一條很大的白床單。看來這會是個很精采的下午，陶醉在愛河中的女孩心中暗想。可惜，她很快就感到些許失落：未婚夫攤開了床單，卻並非為了您和小未婚妻心裡期待的事，而是為了採集森林底層的蜱蟲。

您知道迪迪耶．馮特尼爾去哪裡度蜜月嗎？跟羅德安一樣，去了森林，但也不是為了製造浪漫。不，他請求他的新婚妻子瑪麗耶——而且，她還是一位小學老師——裸露雙腳雙臂，獻給（馬達加斯加）當地的蚊子。這麼一來，直到天亮，他都可以連續捕捉，然後，拿到他的實驗室，建立每一種蚊子和牠體內寄生蟲的品種清單……

到底還能愛到多深？

硬要回答這個問題，我們可能會太偏離主體，還是只要取得一個簡單的說法就好了：愛可以用什麼來證明？

想必就是願意接受身為昆蟲學者的丈夫之異想天開。

五月底那天晚上，我們遇上了湄公河畔今年第一場雨。馮特尼爾租的屋子面朝河邊。天色愈來愈暗，河面上出現點點燈火，照亮水面。那是漁民們在撒網。由於污染，再加上上游地區的水壩愈蓋愈多，魚群變得稀少。儘管我已這把年紀，聽力還夠敏銳，聽得見那擾人的振動微響，我漸漸也開始認出那個聲音了。對瘧蚊來說，晚餐的時間到了。說真的，我很想找個地方躲起來，但是我不敢。我心想，在牠們的好朋友迪迪耶面前，蚊子應該不敢叮我。

瑪麗耶在我耳邊悄聲說：

「他永遠不會告訴您，但其實有三個新品種用他來命名。」

接著她便一一說出：

「馮特尼爾氏新斑黑蚊（Aedes Neomelaniconion fontenillei）、馮特尼爾氏直蚊（Orthopodomyia fontenillei）、馮特尼爾氏巨蚊（Toxorynchites fontenillei）。」

她的丈夫有些不好意思，覺得有必要說明清楚：

「描述某個新品種的學者並不會這麼冒失地把牠直接冠上自己的姓氏，而是會把牠『獻給』自己欣賞的某人。是我的同事們賦予我這項殊榮。老實說，我還請了其他同事去描述另一個瘧蚊品種：ovengensis。還有三種白背斑蚊（Aedes albodorsalis，因為牠的背部是白色的）、馬提歐提（mathioti）及馬索亞拉斑蚊（masoalensis）……」

有一天，會不會有一個品種以瑪麗耶來命名？我要連署：為了將昆蟲學發揚光大，這位女士，與法蘭索瓦絲．羅德安一樣，全心全意地付出了整個自己！

# 第二部

# 牠們在哪裡？

## 新石器時代

跟我一起走。

首先，去西元前八千年的美索不達米亞。底格里斯河和幼發拉底河之間，那裡，今日的敘利亞，今日的伊拉克，今日的戰場，以前卻曾經發展出最高度的文明。據稱，那裡是一切的起源。

畢竟，關於各種歷史，千萬不可弄錯起源，否則就會失去動力，因為欠缺足夠的距離而永遠找不到正確的觀點。

如今，我知道蚊子真正的歷史起源於新石器時代。「新石器時代」，也就是源自希臘文字根的「néolithique」。

到了歷史上的那個時期，人類的鑿石和磨石技術愈發精進。在那個時期，在這片新月沃土（Croissant fertile）上，人類發明了農業。他們不再只能依靠摘採和狩獵，不再**從大自然採集**，而是學會**種植**種子，並且**飼養**牲畜。

後來，這樣的「現代」人家也在其他地區，如歐洲、南亞：這想必是透過長期緩慢遷移的結果。值得注意的是，在秘魯和墨西哥這兩個與新月沃土的人類沒有任何接觸的地方，也出現了類似的重大轉變。

我們生性懶惰，我的意思是，我們總是貪求摘要、精簡和迅速，常喜歡談論「新石器革命」，然而「演化」這個詞應該更貼切。很顯然地，這些生活方式需要好幾千年才能傳播擴散，期間也必須經歷停滯、失敗、進展，然後不可避免地退步。

不過，人類和生活環境之間的關係起了改變：以前他們默默承受，如今則想主導一切。人類與動物的關係也變得亂七八糟：以前的人打獵，現在的人則馴養。而人與牲畜之間的連結愈來愈緊密：從此以後，人類與他的山羊、綿羊、母牛一起生活……

為了種植，必須開墾荒地。這麼一來，就把鄰近森林裡的居民趕出了家園。據說，第一種侵襲人類的傳染病是痲疹，發生在……八千年前，最初的帶原者可能是兩頭得了某種瘟疫的母牛。

從美索不達米亞時期以來，一切未曾改變。

除了森林砍伐的速度加快以外。濫墾森林，為了愈來愈多聚居於城市的男男女女。讓我們一起去拜訪尚—法蘭斯瓦・薩魯佐（Jean-François Saluzzo）、皮耶・維達（Pierre Vidal）和尚—保羅・龔扎列（Jean-Paul Gonzalez）這幾位研究病毒興起的重要歷史學者。1

一九五〇年，韓國。

為了促進稻米的生產，當地展開一場大型活動。嚙齒科動物嘗到甜頭，開始迅速繁殖。牠們帶有病毒，但絲毫沒感到任何不適：病毒和牠們互相適應得很好，兩者一起演化。但是，有一天，這些病毒突破界線，鑽進人體組織。在嚙齒科身上無害的病毒，在我們身上卻造成恐怖的出血。受到瘟疫打擊的雖然僅限當地的稻米耕農，國際媒體卻無法漠然坐視。畢竟，韓國有數不盡的美國軍人投入那場對抗中國和蘇聯的慘烈戰爭……

正如薩魯佐、維達和龔扎列所提出的絕妙定義：何謂新興疾病？那是一種開始牽涉富有國家的疾病。

一九五三年，阿根廷。

另一種出血性發熱，攻擊的對象是農工，每年得病去世者高達五千人。這一次，原因與玉米有關。跟韓國一樣，由於大量使用除草劑帶來效益成長，也引來大批囓齒動物，牠們大多是某種可怖病毒的健康帶原者。當牠們數量不多，並留在森林裡生活時，人類一點風險也沒有。農業發展的新成效改變了一切。

科技進步萬歲！當農耕機發明問世，讓辛苦工作的農人得到解放，誰不歡呼喝采呢？但是這些漂亮的機具，發揮功用運轉起來時，一併碾碎囓齒動物的屍體，還把牠們的碎塊，以及病毒含量特別多的排洩物噴得到處都是。光是呼吸鄉村的新鮮空氣，就可能染病了。

一九九三年，美國。

納瓦荷印第安人保留區位於四州邊界：猶他州、科羅拉多州、亞歷桑納州和新墨西

1　原註：三位是《新興病毒》（*Les Virus émergents*，巴黎：IRD出版社，二〇一六年）的共同作者。

哥州。該地突然爆發肺炎疫情。傳染病因相同：因為那年玉米特別豐收，引發嚙齒動物大量繁殖。

# 森林深處的故事

這是迪迪耶．馮特尼爾跟我們分享的故事。那是一個美妙的五月夜晚，我們都在他位於湄公河畔的屋子裡。

您一定想不到，那是一個全球化的故事，即使避稅天堂在其中不起任何作用，即使相關人物既非比爾．蓋茲也非唐納．川普，而是猴子和蚊子。

發生這一切的地方，是在各個森林最深最深之處。

很久很久以前，不知是非洲還是亞洲，在那樣一座森林中心，曾經住著一隻猴子。不知什麼時候，也不知是什麼樣的因緣際會，一隻病毒入侵牠體內。猴子最終習慣了這種病毒。即使我們當時並不在場，無法查證，仍可說猴子和病毒彼此相安無事。

有一天，來了一隻雌蚊。一如所有雌蚊，她也只有一個執念：吸取鮮血來滋養腹中的蚊卵。猴子經過，雌蚊叮咬了牠，吸取血液，也吸取了血液中帶有的病毒。胃口大開的雌蚊尋找下一隻猴子當做目標。有得吃為什麼不吃？再一次，她又叮了一口，這麼一來，就把寄生蟲傳到了另一隻猴子身上。這時來了另一隻飢腸轆轆的雌蚊，她叮了這隻猴子一口。依此類推，整座森林的猴子和蚊子的輪舞就這麼持續下去，只差一支美妙的音樂來為這些愉悅的交流伴奏。或者，其實是因為我們聽得不夠仔細。畢竟，在所有的森林深處，都有鳥兒歌唱。

這支輪舞跳了很久，好多年，幾千年。大家都相安無事。

有一天，輪舞的陣仗擴大了，原因來自以下三種之一。

可能性一：一個好奇心很重的人，或是一名獵人，鑽入了森林。嘿，雌蚊心想，為什麼不來吸吸看這個古怪的兩足類的血，為這平凡的生活變點新花樣？她果真付諸行動，這麼一來，還順便把病毒送給了他。這位好奇的散步者或獵人帶著病毒回到村莊或城裡。其他蚊子繼續像這樣叮他，並將森林猿猴身上的病毒傳染給村裡或城裡所有的居民。

可能性二：有一天，猴子厭倦了森林。牠想要新生活，於是離開了那些大樹，小心翼翼地，往村莊移動。或許牠的膽子甚至大到敢到城市邊緣的住屋試運氣。一隻雌蚊盯上了牠。畢竟，在那個區域，獵豹、貘、犀牛都很少見，但到處都是蚊子：來自森林的蚊子，田野裡的蚊子，甚至城裡也有蚊子。這隻雌蚊找到這隻她喜歡的長尾動物。叮咬的時候，她帶走了牠身上的病毒，隨後轉送給路過的男人或女人，也就是她的下一頓大餐。

故事還有第三種可能。這一次嘗到甜頭的是雌蚊女士。成天窩在森林深處，難道她就不厭倦嗎？包法利雌蚊夫人請了一天假，鼓起勇氣振動翅膀，飛到鄰近的地方。她感到一陣眼花撩亂。那麼多胳臂，那麼多小腿，那麼多後頸可以盡情叮咬。她不知道該從哪裡下嘴。她到處叮，到處傳染。叮了又叮，一再傳染。

這就是為什麼，有一天，森林輪舞的陣容得以擴大。

這就是為什麼，登革熱、屈公熱、茲卡和黃熱病的病毒得以處處蔓延。

## 葡萄園的一課

地球暖化，人類難辭其咎。

經過多年爭論，即使其中不乏欺瞞狡辯，這項事實終究還是得到公認。氣候改變已是不容置疑的現象，如何評估它對我們的健康會造成什麼影響？

我忠於自己的習慣，選擇了一種以有樂趣為主的調查方式。

我使出渾身解數，另外也拜強力的友情支援之所賜，通過申請，進入了聚集著我國所有最重要葡萄酒釀造商的頂級機構：法國葡萄酒學會（Académie des vins de France）。

傳說中的品酒會，我就不多詳細描述了，以免在讀者心中燃起強烈的嫉妒。除了品酒這項好處以外，成為會員讓我能夠年復一年地觀察每塊土地的氣候演變及對葡萄耕作的影響。因為，正如提姆．克拉克（Tim Clark）經常愛說的，葡萄酒是「液態地理學」。這位愛爾蘭後裔是克隆奇拉（Clonakilla）那片絕美莊園的主人（我大力推薦他家那款絕讚的希哈維歐涅〔Shiraz viognier〕！），土地位於離澳洲坎培拉不遠的木倫巴特曼區（Murrumbateman）。

想要了解當今的氣候變遷，去世界各地的葡萄園走一圈，可以為您帶來最豐富的知識課程。

暖化一定會提高葡萄甜度。而由於酒精來自糖，糖分增加必然促使酒精過量。部分葡萄酒愛好者想為這項興趣增添科學基礎，於是提議建立規範。因此，全球平均氣溫每增加**一度**，約相當於氣候環境向北挪移兩百公里。所以，科爾馬（Colmar）在二十年內會感受到如今里昂的氣候。而波爾多的氣候則會變成類似今天的亞維農……依此類推，可以試著建立出氣溫和酒精濃度的關連。在香檳區，已知葡萄在採收時的酒精濃度已從九度提高到十度。

如此簡化和籠統的嘗試當然與各種多樣化的狀況（和品種）產生衝突。但是有一項商業數據是確定的：大部分顧客不想要酒精濃度太高的葡萄酒。對這個客群來說，「葡萄酒不是烈酒」；而且，至少在午餐的餐桌上，他們比較喜歡飲用「清淡一點的東西」。

那麼，該如何阻止葡萄酒的酒精濃度超過我們所習慣的十二到十三度？

我們就別提在酒裡摻水的不肖出口商了。採用這種可恥方式的人不配葡萄酒釀造商的稱號。

真正的解決辦法，說來很笨，就是遷到其他地方：遷移到沒那麼熱的地區，也就是說，往上面去，緯度較高的地方，海拔較高的地方。

在隆河谷地，葡萄株已往山頂遷移。而英格蘭的東南部開始種植葡萄，那些品種能製造出近似香檳的產品，而且品質逐年改善。

親愛的讀者女士，讀者先生，你們的心裡想必正在說：可憐的寄生蟲，作者先生已經下定決心要享受一段品酒假期，不理你們了。這樣可就太小看我的專業了。

葡萄酒地理區的重新分配與疾病的重新分布說的是同一件事。氣候暖化所影響的是所有**生物**，不僅限於植物。

真菌分布北移，所以，葡萄葉上開始出現白粉病（oïdium），逐漸受損。葡萄園的災情慘重：收成下降，出現腐爛味，整個釀酒流程很快就作廢。這些真菌不僅占領了南法的葡萄，也開始侵襲勃艮地和波爾多地區。

昆蟲也循同樣的路線前進，一路朝北。

以下舉幾個例子。

別被葉蟬（cicadelle）這個好聽的名字騙了：那是一個禍害。然而，牠屬於蟬這個溫和的音樂家族。可惜葉蟬這個傢伙身上經常帶有一種寄生蟲。叮咬葉片吸取汁液的同時，葉蟬便傳遞出寄生蟲。兩年後，葡萄株便病死。這種恐怖的病叫做……葡萄金黃化（flavescence dorée）。用詩意的語言說，金黃化指的是一種閃耀著金光的顏色。對葡萄來說，那可成了天鵝輓歌，染上之後立刻斷氣。這顯示，並非只有我們動物界是「病媒傳染病」（maladies à vecteur）的受害者。

高粱斑螟（Cryptoblabes gnidiella）是一種蛾，胃口很大，橫掃所有柑橘類植物，連葡萄藤也不放過。

捲葉蛾（eudemis）也是一種鱗翅目（lépidoptère）。牠的幼蟲光吃花苞還不夠，甚至鑽入葡萄籽殼。這麼一來，牠為葡萄孢菌（botrytis）這種真菌開啟了大門。孢菌立即進駐。葡萄果實便開始布滿腐爛的灰色物質……

這些壞東西以前從來不曾想過要到法國來碰運氣。牠們有預感，一點點霜降就會導致牠們大量死亡。然而，如今暖和的冬天為牠們打開了新世界。現在，法國鄉村也出現了牠們的蹤跡！

同樣的道理，我們可以想像：全球性的暖化必對生理時鐘造成影響：寄生蟲在病媒昆蟲體內加速繁殖，被叮咬的動物從潛伏期到發病的時間減少，蚊子的生命週期很可能變短……

但是，要預測蚊子的遷徙，牠們決定要進駐哪些區域，入侵大軍的數量有多少，氣溫上升只是諸多數據之一。所有傳染病學家都提醒我們：十七世紀，在被稱為「小冰河時期」的那幾十年酷寒中，瘧疾曾侵襲一大部分歐洲國家。所以必須找出其他理由。最顯然的原因是經濟發展。如羅德安和史瓦茲（Maxime Schwartz）所言：「與其說瘧疾是炎熱氣候所導致的結果，不如說那是一種貧窮所造成的疾病。特別是貧窮的偏鄉。」[2]今日，亞洲、非洲、拉丁美洲等地聚集了千百萬人的大城市如同衛生及社群炸彈，而由另一種蚊子——斑蚊——所傳染的疾病，則在這些地區盛行。不潔的居住環境，未加蓋的水溝，路上坑坑洞洞的水窪……

只有嚴格控制水的品質、循環、排放，才能清除蚊子窩。

但隨著氣候失常，要做好控制亦愈來愈難。

永別了，從容淡然的四季更迭。極端現象接踵而來。嚴酷的乾旱之後，帶走許多人命的大水災。而對孑孓幼蟲來說，沒有比這一大片一大片，幾個星期、甚至幾個月都不消退的死水更適當的生長環境了。

一如既往，水，生命的泉源，亦是疾病的頭號溫床。

現在，讓我們出發去旅行吧！

---

2　原註：瑪希姆・史瓦茲、法蘭斯瓦・羅德安，《細菌對上人類，獲勝的會是誰？》（*Des microbes ou des hommes. Qui va l'emporter?*），巴黎：Odile Jacob出版社，二〇〇八年。

## 一、巴拿馬

去巴拿馬繞一小圈。

不是因為急需避稅節稅，而是去向運河擴建完工致敬。

國立隆河公司（Compagne nationale du Rhône）為這條運河設計了一種新的巨型船閘，長四百米，能容納「超級巴拿馬型」（post-panamax）船隻（一萬四千個標準貨櫃）。

一五一三年九月一日，探險家巴爾柏（Balboa）離開大西洋岸，領著一小支軍隊，直往南下，進入了錯綜複雜又危機重重的熱帶森林。三個星期之後，樹林間出現一大片水域。士兵們衝上前去，搶著喝水，隨即皺眉。從水的鹹味來看，他們剛發現另一座海。七年後，麥哲倫將它命名為「太平洋」。

穿越地峽是從一座海通往另一座海的最佳捷徑。將近四個世紀，商隊帶著馬匹和騾隻利用這條路線，穿過古巴和哈瓦那，把從哥倫比亞、玻利維亞、秘魯等安地斯山脈國度搶來的黃金和白銀載往西班牙……

根據傳說，開鑿運河的想法來自查理五世。但還必須再過三個世紀，等到一位法國人出現：斐迪南・德・雷賽布（Ferdinand de Lesseps），也就是「蘇伊士的征服者」，才敢將這樣的大工程付諸實現。計畫於一八八〇年動工。歷經破產、醜聞等許多波折之後，美國接手，進駐工地。一九一四年八月十五日，Ancon號貨輪的蒸汽開啟了航道。

在讚嘆浩大的工程之前，必須先做一番朝聖。森林中，這裡一座、那裡一座，散布著幾座墳墓，直接了當地提醒我們：這些開通新航道的工人命運悲慘。來自法國大城市、安地斯山脈、波蘭人、義大利人，更別忘了還有許許多多巴拿馬當地人……兩萬六千名工人為了這項巨大的工程犧牲生命。而主要的原因，是疾病致死（瘧疾與黃熱病）。

在巴拿馬市的老城區中心，確切地說，就在大教堂對面——所以，離今日那些洗錢高手銀行員和律師活躍的大樓建築群很遠——，佇立著以前的古蘭多大飯店（Grand Hôtel）。昔日，它屬於一位亞爾薩斯人（德高望重的喬治・洛威先生〔M. Georges Loew〕）的財產，一八八八年時被聯洋運河聯合公司（Compagnie universelle du canal interocéanique）收購，當做辦公總部。今天，那是一座非常令人著迷的博物館，您可以知道建造人員們的生活全貌（有的出入上流社會，有的過著地獄般的日子）。您會更了解，在技術上，那是多麼艱鉅的挑戰；還有那些令您震驚的照片。您會看見那一張張被高燒折磨的臉。

法國工程師們以為從一座大洋挖一條壕溝通到另一座大洋是最簡單的路線。但這條路線必須穿越中央山地。這山儘管「小」，卻頑強抵抗。很快地，他們改採另一個藍圖：用水壩擋住幾條河流的水，其中包括查格雷斯河（Chagrès）。於是，在半島中央，多出了一座湖。高出海平面二十六公尺。只要把船隻升到湖裡，再讓它們從湖的另一邊下降即可。這就是為什麼，與一般最普遍的想法相反，巴拿馬運河最基本的概念是閘門系統，有多少閘門，就有多少升降系統。

這一大片水域，不斷騷擾人的那些昆蟲大軍，是否正起源於此？

一個多世紀以來，大部分接近人類住所的孑孓棲地皆常態性地抽乾。

在一九三二年這一年，發現了一種疫苗。從此以後，巴拿馬人應該已從黃熱病解脫。那麼，為何只要稍有鬆懈，停止根除行動，輕忽蚊帳的重要，忘記或拒絕接種疫苗，這種疾病就又強勢歸來？

現在，我們已經明白傳染的途徑機制，這個神祕之謎也隨之解開。如果說在人居密集的區域，傳染只是人類和蚊子之間的事，在森林裡，還有第三個角色介入：猴子。

假如猴子被一隻帶原病蚊叮咬，病毒將在牠體內繁殖。這隻猴子成了病毒大本營：所有咬過牠的健康雌蚊都會遭到感染。但猴子本身很快就製造出抗體，在四到五天之內，就能消滅體內所有的病毒。猴子恢復了健康，無論再被叮咬幾次也不怕，牠已不會再傳染病毒。類似這樣的免疫個體，無論是人類或動物，皆被稱為「終端宿主」（culs-de-sac épidémiologiques）。

這就是黃熱病病毒在森林中慢慢遷移的過程。它感染一群猴子，然後，當這群猴子都變成永遠有抗體時，已轉移到其他猴群身上。

可惜啊，蚊子的狀況卻又不一樣。牠沒有猴子那樣的能力，無法擺脫身上的病毒。一旦受到感染，病毒持續留在牠體內。更糟的是，連牠的卵也被感染。所以，病毒會在蚊群中代代相傳。

而黃熱病也不斷反覆發生。

## 二、圭亞那

一四九八年八月五日，克里斯多福・哥倫布沿著圭亞那海岸進行第三次航行。他的一名艦長，文森特・亞涅茲・品森（Vicente Yanez Pinson）比他晚了一陣子，約在一五〇〇年夏天，才離開當地：一場暴風雨把他的船拋到一片沙洲上。當時，在亞馬遜流域北部這塊遼闊的土地上，大約生活著三萬名美洲印第安人；幾十年後，卻只剩下幾萬人，慘遭征服者的暴力及他們所帶來的疾病屠殺。說得公允些，歐洲人也死了，大批死亡，成為氣候和微生物的犧牲者，兩者皆既多樣複雜又害人不淺。為了在那裡建立殖民地，接下來的四個世紀用盡心機，嘗遍苦頭。庫魯[3]慘重的災情被銘記在年鑑中。一萬五千名法國人於一七六四年抵達，主要來自亞爾薩斯和洛林區。他們被快速賺進巨額財富的機會所引誘。然而，等著他們的卻是痢疾、黃熱病、梅毒……不出幾年，這批人當中死去一萬兩千名。倖存下來的人們避居到島上，取名為「薩呂群島」[4]。

在這段時期，基督教色彩十分濃重的各方權勢不斷打仗，爭取這片殖民地的掌控權利。

法國取得了最後的勝利。兩項裁決措施訂下了邊界。第一道由俄國沙皇規畫，他選擇馬洛尼河（Maroni）為西方邊界；另一道則由一個……瑞士委員會自行界定，把奧亞波克河（Oyapock）畫為東方邊界，另一邊則為巴西領土。

圭亞那將經歷多次大風險，並非每次都能安然無事。

實施奴隸制度，大規模種植得以發展。

拿破崙三世制訂的苦役監獄（les bagnes）。苦役犯及他們的「強制苦工」接替奴

3　庫魯（Kourou）是法屬圭亞那一座海濱城市，位於庫魯河畔。從一八五四年至一九四四年，長期作為法國的流放地。在十九世紀，來自法國的一萬五千名定居者把庫魯看做是傳說中的黃金國，來此定居。但是定居者在兩年內全部因疾病或飢餓而死亡。一九七〇年代，因歐洲運載火箭發展組織的赤道空間發射場（圭亞那太空中心的前身）在附近建立，庫魯逐漸繁榮起來。

4　薩呂群島（du Salut）是法屬圭亞那的一座群島，位於庫魯東北十三公里處的大西洋中，島上最早一批居民為十八世紀從庫魯附近低地遷移至此的一群法國殖民者。而「薩呂」（Salut）的法文原文是救贖的意思。

隸，繼續發展這塊領土。多虧了阿爾伯特．隆德列斯[5]那篇駭人的報導，政府才心不甘情不願地，終於決定關閉這些監獄（直到一九四六年以後……）。

一波又一波的人潮湧向此地許多條河流淘金。

最後，征服太空計畫。

阿爾及利亞在一九六二年獨立，為了替代貝沙爾（Colomb Béchar），法國必須在自己領地上最靠近赤道的地方找到一個新的發射中心。戴高樂將軍選中了庫魯，那個曾經發生過瘟疫的城市。直到今天，在一項成為歐洲共有的計畫下，發射出的火箭已超過五百艘，其中包括維羅妮號（Véronique）及亞利安號（Ariane）。

法國的這個區域所講述的是關於現代和未來的故事，關於健康和全球化的故事。

開雲（Cayenne）這座城市在一片仍然蠻荒的大自然中發展，所以一直與各類昆蟲、囓齒類、蝙蝠有所接觸，而牠們皆可能是各種想像不到的寄生蟲宿主。

圭亞那：被多條河川和水氣包圍的大地。年雨量：兩千九百毫釐。

圭亞那：赤道型氣候。平均溫度：二十六度。

水氣加上熱氣：對於繁衍生命再好不過。而當生命開始繁衍，疾病也開始繁衍，這是一種與生命不可切割的機制。

圭亞那：人口成長迅速的土地，平均每年增加將近百分之四，沿著馬洛尼河，西部人口的成長率高達將近百分之十。

圭亞那：這片土地被迫迎接兩類不可能控管健康的人，分別是移民（難以融入），還有淘金客（整整有兩萬多人），儘管官方機構已刻意壓低淘金客實際人數的數字。

三百五十名士兵對這些淘金客展開獵捕。這些行動似乎根除了巴西大亨們所指揮的組織進行工業開採，但手工採收的淘金客仍留在當地，處境更糟。

這些可憐人、苦命人、苦刑犯，不僅破壞了森林，污染了河水。他們還在進城花錢的時候，把從深山營地得到的疾病傳給了城市人。毫無疑問地，他們是所有傳染病的最佳媒介。

5　阿爾伯特・隆德列斯（Albert Londres，一八八四年—一九三二年），法國作家、記者。曾在一九二三年前往法屬圭亞那，揭發法國在這塊殖民地上所實施的苦役刑罰慘況。一九三三年起，法國設立阿爾伯特・隆德列斯獎，頒發給法語地區最佳記者。

圭亞那：法國，也就是歐洲，與拉丁美洲之間那道若有似無的界線。

瘧疾仍在此地殺人肆虐，持續不停。

登革熱、屈公熱以及其他許多由蚊子傳染的熱病也可能害人致命。

但是，在我們的想像中，茲卡最令我們不寒而慄。

因為，有兩種發作症狀會伴隨不忍卒睹的現象。

－格巴二氏症候群（syndrome de Guillain-Barré，或譯「格林─巴利症候群」）的逐漸全身麻痺。

－孕期中遭病毒感染的婦女所生的胎兒永久小頭畸形。

圭亞那：（從歐洲觀點來看）是茲卡的前哨站。讓我們不厭其煩地再次提醒新興的定義：所謂新興疾病是開始牽涉富有國家的疾病。

## 歡迎來到病媒基地

米爾達．卡扎吉（Mirdad Kazanji）一人就是一艘挪亞方舟。多重交錯的出身背景賦予他一份獨特的豐富性。

他的祖父母來自亞美尼亞，為了逃離一九一七年的人種滅絕屠殺，避居敘利亞。他的童年在位於突尼西亞及黎巴嫩之間的濱海城市拉塔基亞（Lattaquié）度過。有一天，他的父親看病回來，對他說：「我的心臟生病了，兒子。你要成為醫生，以後把我治好。」隔天，他的父親就去世了。米爾達當時十三歲。他前往法國，來到馬賽，攻讀生物醫學。博士論文題目：「鐮型艾美球菌之遊走孢子表面主要蛋白質研究」（Étude de la protéine majeure de surface des sporozoïdes d'Eimeria falciformis）。用比較容易懂的話來說：如何刺激部分免疫程序以促進疫苗成效。巴斯德研究中心對這份報告極感興趣，招聘了這位人才。

二十五年後，米爾達．卡扎吉接掌巴斯德研究中心的開雲分院。

庭院裡，幾隻小小的松鼠猴試著引起我們注意。牠們擠眉弄眼，拍擊雙掌，伸吐舌頭。顯然，牠們喜歡有人陪，雖然籠子很大，待在裡面卻很無聊。有好幾年的時間，研究員用牠們來為實驗貢獻，試圖找出一種對抗瘧疾的疫苗，可惜並未成功。如今，這些小動物已除役，再也沒有人去打擾。兩位負責照顧牠們的獸醫彼此意見相左，爭論激烈。一位主張將牠們放回山林。另一位則指責他是兇手。這些可憐的小動物，已經習慣了牢籠生活的被動安逸，在殘暴的野蠻世界中如何能夠生存？老爭議，常被寫進寓言故事裡：家狗與狼、城市老鼠和鄉下老鼠……

等著我們的是一座嶄新氣派的建築。

米爾達用識別證感應讀卡器。一扇門自動開啟。我們進入了病媒基地（Vectopole）。許多學者在這裡研究大名鼎鼎的各種**病媒**，就是牠們把疾病傳染給我們。

我以為要會見的是醫生，結果接待我的都是昆蟲學家。首先是巴斯卡．加博里先生（Pascal Gaborit）。

他主持的是「分類」部門（Taxinomie）。換句話說，他負責將圭亞那領土上所出現的各種蚊子加以區分歸類。

從我一頭的稀疏白髮判斷，他認為我恐怕會被科技驚嚇，於是先讓我看了一系列盒子。成千上萬的昆蟲被一根針刺穿，每一隻都有一張手寫標籤，標示牠的種類和被捕捉的地點。現在該來多認識一下這位神祕的阿伯南克先生（Abonnenc），這裡每個人似乎都非常尊敬他。

一九〇五年，他於馬賽出生，兵役決定了他的一生。他被派往非洲擔任助理護士。首先去了塞內加爾，後來去加彭，奠定了以探險家為志業的決心。於是，他探勘奧果韋河上游那片尚不為人知的區域，製作地圖。同時，他也對昆蟲產生熱烈的興趣。

很快地，艾彌兒．阿伯南克也來到了圭亞那。當時，巴斯德研究中心的分部才剛成立。才剛抵達，他便消失在密林之中。划著他的獨木舟，或沿著幾乎走不過去的羊腸小徑，他的探險持續了幾個星期、幾個月。直到為了發表他的新發現，他才回來：那是幾十、幾百項新品種。就像這樣，他成為世界級的……白蛉專家（phlébotome）。

在此之前，我對於白蛉這個詞的認識，只限於丁丁[6]的好朋友哈達克船長故意咒

6　比利時知名漫畫《丁丁歷險記》的主角。

罵：「土匪！……吸血蟲！」事實上，那是一種很小的昆蟲，是沙蠅的親戚，可以成為寄生蟲帶原。被受感染的白蛉叮咬可能在人類身上引發利什曼病（leishmaniose），那是一種嚴重的皮膚病。但阿伯南克的好奇心非常強烈。他獵捕並採集其他所有種類的昆蟲，而在森林大樹下，從來不缺這些東西。

向昔日的研究致敬之後，讓我們來看現代，也就是這些經過改革的電腦盒。

「您所感興趣的主要是蚊子，不是嗎？」

螢幕上播放幾百張圖片，都是我最感興趣的動物，細部放得超級大。

終於，我可以把從一到這裡就想問的問題提出來了：

「你們在圭亞那總共辨識出幾種蚊子？」

「到今天為止，兩百三十五種。畢竟，我們每次出去探勘都會發現新品種。」

「其中有多少種是危險的寄生蟲帶原？」

「差不多三十幾種。不過誰知道呢？蚊種會不斷適應。有些蚊子以前拒絕成為宿主，卻難保明天不會接納寄生蟲。」

「所以你們的工作根本讓人提不起勁？」

「您的意思應該是令人興奮激動到不行？」

然後，為了繼續自嘲，他秀出一個非常詭異且多彩的畫面。那應該是一隻隻多毛的細腿，還有一些紅色腫塊。

「容我向您介紹我們的最新發現之一：超級赤尾巨蚊（Haemorrhoidalis superbus）。」

您不難了解這個名稱的由來。

隔壁研究室裡，阿曼蒂娜．紀代（Amandine Guidez）往一張張小紙條上塗蜂蜜。這些紙條將被擺放在開雲市郊區，在偵測到茲卡病毒的幾個地方。這是為了估測蚊子感染的百分比：千分之一？萬分之一？一旦蜂蜜裡接收到蚊子的唾液，只需加以分析即可。（當然，我精簡了很多，省略說明能增擴病毒核糖核酸，以便發現並確認該病毒的複雜程序。）

在一面厚厚的玻璃窗後面，有一個一身白衣，穿得像個太空人似的身影，正忙著操作一具顯微鏡。當院長先生介紹時，我們將信將疑：「這位是王蘭嬌小姐（Lanjiao

Wang，音譯）。」稍後，我跟她見了面——她換了沒那麼臃腫的衣服回來了。而我必須使出渾身解數，才終於說服她把自己的故事講給我聽：她不斷跟我強調她只是個「正常」的學生，沒什麼特別值得感興趣的地方。然而，她出生在中國西南邊境上一個小村，就在中緬邊界上。她的父母跟附近鄰居一樣，都在種植烏龍茶。蘭嬌很早就天賦外露，被送到北京繼續深造。二〇一一年，她獲選成為尼斯大學的交換生，在那裡拿到了工程師學位。然後，她遠走高飛……去了新幾內亞，進入當地的巴斯德研究中心。實習半年。再次高飛，來到圭亞那，從此在這裡進行殺蟲劑抗體之運作機制研究。

健康議題之全球化……

研究人員們跟他們所對抗的病毒一樣，四處遊走調動。

根據研究內容及必須採取的預防措施，生物實驗室被分為四類。這一座是「P3」，風險指數幾乎是最高級。

我鬆了一口氣，只需留在玻璃窗這一面就好。我雖然勇敢，但還不至於莽撞，人家帶我進入只（！）被歸為「P2」級的另一區時，我的心已經開始狂跳。鞋子外面要加上小鞋套，披上一件白袍，戴上一頂塑膠隔離帽。我很勇敢，任由一股暖流推著走。（「先生，實驗室在負壓狀態，所以各種粒子都能進入，但絕對出不去，您懂這個意思嗎？」）

從卵經過孑孓、蟲蛹再到成蟲，這裡研究我們敵人的每一個生存階段。毫釐不差地講究。蚊子量販超市可不存在，即使我們就在蚊子產區，也無法在亞馬遜網站上買到牠。這裡所陳列的所有蚊蟲都是病媒基地的研究員親自採集而得。

「剛好，明天，」米爾達說，「我們要去森林。您可以看到我們另一個部分的工作。昆蟲學者的王道，就是調查現場。」

一想到等著我們的會是什麼樣的歷險，他的眼睛閃閃發亮。

我不敢說自己跟他一樣興奮。雖然我這顆腦袋，從生下來就太大，幾乎沒有機會縮小，我知道「格巴二氏症候群」是什麼。我的母親得過這種病。每天看著自己的身體一點一點愈來愈麻痺並非愉快的經驗。不過，冷靜下來，目前，我是受到保護的。

病媒基地從最初的最初開始，也就是說，從交配展開。沒錯，開雲市的巴斯德研究中心鼓勵會面交往。為了刺激寄宿此地那批蚊客的感官，中心甚至把牠們放在夜店的燈光下，也就是旋轉鏡面球燈那種閃耀，又稱為頻閃（stroboscpique）的亮光。更棒的是，好事成了之後，研究中心出於一片有利可圖的善心，還會提供產婦營養，好讓她們的下一代盡可能在最好的環境下成長。院方在她們的籠子裡放進老鼠，活的，不過已事先麻醉。雌蚊只需吸飽牠們的血即可。排下的卵被放在吸墨紙上，靜待孵化。很快地，卵變成孑孓，然後長成蚊子。偶爾，有幾隻會逃出去。這時，離牠們最近的研究員便從口袋裡拿出一支小網拍，喝！一個正拍或反拍，擊中脫逃的蚊子，電死牠，讓所有在場的人都鬆了一口氣。

病媒基地這個部門所研究的是蚊子對所有殺蟲劑的敏感度。從天然殺蟲劑開始。我深深相信，當您知道某些真菌的測試結果已經十分具有說服力時，會跟我一樣，覺得很幸福。也就是在這裡，他們用帶病毒的血液感染蚊子，藉以研究寄生蟲的蹤跡和變形。我們知道，病毒只有在觸及宿主的唾腺時才會傳染。為了知道牠是否存在唾腺中（也就是說，是否具有傳染力），就必須讓蚊子分泌唾液。目前採用的方法會讓友善動物者皺眉頭：他們拔掉小蚊子的一根翅膀。至於為何這項酷刑會引發蚊子分泌唾液之反應，又是另一門學問了。

千萬別忘了向團隊中另外三位傑出成員致敬。一旦發覺研究需要較多血液，他們便拜託同樣是實驗室養大的三隻兔子，請牠們貢獻自己肥肥的肉肉。這幾位耳朵長長的實驗伙伴，認識一下牠們的名字也是應該的：力路（Lilou）、羅傑（Roger）和珍娜（Jeannot）。

要知道，沒有任何東西被隨便處置。某些蚊子（瘧蚊）夜間活動力旺盛。至於斑蚊，牠們則多在清晨和傍晚五點左右叮咬。在一座技術非常先進的大箱槽裡（當地扶輪社捐贈），複製著類似的溫度和光線環境……

「您對蝙蝠的認識有多少？」

病毒學實驗室在庭院的另一側，就在松鼠猴區後面。負責人的問題讓我一時不知如何回應。她等著我的答案，目光嚴厲地注視著我。我承認自己一無所知，而且一錯再錯，還說出我有多麼討厭牠們，這些……該怎麼稱呼呢？會飛的吸血鬼？最大的錯是我還補上一句：幸好我禿頭，夜晚來臨時，免於我的頭髮被這些飛行動物抓扯的危險……

啊！她不欣賞，一點也不欣賞我的玩笑，聳了聳肩膀。

「果然！全部都一樣！總是跟我談美醜。然後，等瘟疫爆發，這些人又傻乎乎地大吃一驚！」

我需要學到教訓。

「對，蝙蝠長得不太美。那又怎樣？漂亮什麼時候能當飯吃了？蝙蝠擁有一項寶藏，那應該是我們人類羨慕不已的：卓越的免疫系統。再怎麼可怕的病毒，牠們都可以帶原，而且不受其苦。例如可能造成嚴重心臟及呼吸障礙的漢他病毒（hantavirus）。那麼，為什麼還這麼蔑視蝙蝠？為什麼撥給促進相關知識所用的經費那麼少？」

再一次，對於我這輩子花了三年的時間寫題目為〈開放經濟中的貨幣供應〉（L'offre de monnaie en économie ouverte）的經濟學論文，我感到羞愧，都沒想到蝙蝠苦苦等著我。

學者女士又說：「圭亞那的蝙蝠一定超過一百種，卻還沒建立出一份可信的總清單，您覺得正常嗎？可以接受嗎？還有，吸血鬼，為什麼只讓電影導演和小說家感興趣就算了？您知道其中有些種類的身長將近一米嗎？目前，牠們只攻擊牲畜；難道哪一天就不會咬人嗎？」

病毒學家講得氣喘吁吁，停了下來。

「要我繼續講還是說您已經懂了？」

我支支吾吾地說：是，我已經懂了。

「既然您空降成為了巴斯德研究中心的親善大使，以後會不會替我的蝙蝠說話？」

我向她發誓。

蝙蝠的親善大使，我自己大概永遠也想不到，但是有何不可呢？反正，蝙蝠跟其他生物一樣，已自成一個國度。在各個避稅天堂，我們都派駐了官方代表。避稅天堂是什麼？在這樣的地方，壞透了的黑錢病毒，可以用各種骯髒齷齪的方式，躲藏發展。要對抗追查，沒有比這裡更好的免疫系統。就像蝙蝠的身體一樣。蝙蝠是什麼？仔細想想，那是一座免疫天堂，也就是說，對牠自己是一座天堂（牠不受病毒入侵之苦），但對其他物種而言，是一顆炸彈。

病毒學家女士終於平靜下來，祝我的任務一切順利。站在辦公室門口，她用力揮手：「歐森納先生，別忘了，蚊子還不夠看！還有更糟的！可能還有更糟更糟的！」

## 聖羅莎的陷阱

這天早上，出發前往一座美洲印第安小村。我對詩意的村名非常好奇：聖羅莎．德．利馬（Sainte-Rose-de-Lima）。秘魯首都的主保聖女翻越安地斯山脈和亞馬遜河，來到這裡做什麼？

最近這幾天，村民一定比平日更常祈禱，因為這裡剛確認了三個嚴重的瘧疾病例。正因如此，研究院的兩位昆蟲學家要出任務，在這個區域盡可能採集蚊子樣本，試著解答最常提出的幾個問題：這區的瘧蚊是否比別處多？其他種類的蚊子是否也已入侵？那些蚊種有沒有可能也具有「接待能力」，傳播惡性瘧原蟲？

向村莊「隊長」客套招呼引介一番之後，他們便在聚落村屋附近架設捕蚊陷阱。原則始終不變：利用味道或光線引誘蚊子，然後吸捕。

我去檢視昆蟲學家們除了對種類無窮多樣的昆蟲有豐富的知識以外，還多麼必須具備高端的手作能力。大家都看過抓蝴蝶的人四處揮舞的那種非常優雅的網子。在精巧程度上，現代科技絲毫未占上風。

第一類的陷阱，「香氣」類，利用的是蚊子受二氧化碳吸引的特性。於是，當地的暢銷品，「吸蚊磁」（mosquito magnet），要藉一個噴氣罐製造一陣熱氣。為了使香氣更加撩人，裡面還添加了辛烯醇（octenol），那是一種讓我們的目標獵物癡狂的香氣。我們這些帶刺的朋友嗅覺靈敏，似乎在五百公尺之外就能聞到這種氣味。另一種陷阱架設在村莊的另一頭，一條迷人的小溪溪畔。這組陷阱的系統完全有賴巴斯德博士本人。事實上，研究所需的二氧化碳來自發酵。他們在一個瓶子裡裝滿糖和酵母，用一根管子連接到一台簡單的小機器上，機器只負責散發氣味和吸蚊。那些小蟲子會被吸進一片紗布濾網。

其他的技術仰賴的是光線。這再簡單不過了：用一顆電池供一顆燈泡發亮。要讓器材顯得先進一點的話，可以加上一小片太陽能光電模組（panneau photovoltaïque）。天色一黑，燈光就會亮起，蚊子紛紛朝亮光前仆後繼。

## 瑪利帕蘇拉

從飛機上往下看，亞馬遜雨林彷彿一片（遼闊無邊的）花椰菜田，這裡一點、那裡一點橙紅色的斑塊——那是淘金者們對森林所造成的傷害：濫砍樹木，讓土壤裸露，在所有河川裡都加了水銀。

那天早上，短短飛行一個小時之後，我們抵達了瑪利帕蘇拉（Maripassoula）。這座城市位在馬洛尼河畔，是圭亞那西南部的主要大城（居民一萬兩千人）。

一進入市政府大廳，就看見兩張宣導海報警告：

> 水銀與懷孕
>
> 保護自己請吃好魚！

接著一排照片看起來像是溫和的草食性動物：萊氏托梅脂鯉（Watau Jaïke）、裸吻下口鯰（Kawawa）、網紋鯪脂鯉（Alumasî）……

水銀與懷孕
保護自己別吃壞魚！

接著一排照片有如凶猛獵食性動物，魚肉中含有水銀：扁吻半丘油鯰（Ekemu）、條紋鴨嘴鯰（Huluwî）、鐮狀狼牙脂鯉（Halataway）……

我知道非法淘金活動是災難來源。市長進一步告訴我詳細的原因。土壤中的金子，特別是河床裡的金子，是包藏在小石頭中的碎塊。要從這團脈石中萃取出貴重的金屬，配方很簡單：

1）用機器吸取這團凝結成塊的泥土。

2）碾碎它。

3）在得到的泥汁中注入大量水銀，它會跟碎金結合，形成一種粘稠的物質。

4）收集這些粘稠物，揉捏成團。

5）這時只需將它加熱到四百度，水銀開始沸騰，不久後蒸發。

剩下來的就是金子。

簡單又有效的方法。

但卻特別有害。

水銀不僅散發蒸氣毒害大氣，污染水源，侵掠自然環境，也攻擊人類。接觸水銀可能招致各種疾病：神經、消化、免疫系統失調；皮膚、腎臟、肺部、眼睛都可能受到傷害……

但胎兒所受到的威脅最大。

高劑量的水銀釋放到大自然中之後，被細菌轉變成甲基汞（méthylmercure）。這種化合物有一種糟糕的特性，那就是會囤積在某些「感染源」（réservoirs biologiques）體內。舉例而言，魚類。如果一個懷孕的女人吃進被污染的魚，胎兒的大腦及神經系統有極高的風險無法正常發展：認知、記憶、肌力等方面會出現可預見的障礙……

淘金活動除了對環境構成致命的殺傷力，由於使用水銀的關係，也危害了公眾的健康。

每一名淘金客皆是各種特別惡毒病菌的一個感染源。既然生活在森林中，他便常態性地受蚊蟲叮咬：所以必然受到感染。由於他始終處於非法狀態，所以從未受到妥善的醫療照顧，刻意避免前往門診就醫。他拿到的藥通常品質不佳，甚或過期。只要症狀一過，就停止治療。結果，寄生蟲不僅存於他的血液裡，更變得具有抗藥性。

黃金。愚蠢的金屬！在地球各處，你只帶來罪惡！早在閱讀哥倫布的一生時，我便已經氣得說不出話來。上岸進入新世界後，從植物、礦物到人種，大元帥不斷發現驚奇，然而，他只在乎黃金。所有的一切只為了它！所有累積得到的知識，所有咬牙撐過的痛苦，穿越一座汪洋怒海，就只為了那一點黃澄澄的碎屑！

我急著把話題拉回來：我的主題是那數不清的昆蟲族群。

與我們同來的兩位昆蟲學者動手工作。組長羅曼身材魁梧，人們多半會把他想成橄欖球選手，看不出他對昆蟲充滿熱情。他的助手，阿曼蒂娜，身材瘦小但毅力驚人，這一點在這次故事的後續發展正好得到印證。

旅遊中心正對面，有一棟屋子彷彿在對我們招手。我們進入花園探查，沒抱太大希望。根據介紹，這個地方算是「中學分部」。在茲卡病毒肆虐期間，媒體失控報導，防治行動不斷加強，像這樣一個屬於國立教育的機構，一定受到良好的維護吧！這次探險讓我們兩位學者欣喜若狂。但同時，也失望透頂。

二〇一一年時，他們已經來到瑪利帕蘇拉，採集了當地的孑孓。五年後，這裡的人們在抗蚊方面是否有了進步？

我們發現的不只是幾處棲所，而是一座座孑孓的飼養場、蓄蚊池，規模龐大的城邦……

養雞場裡一個水盆。

小菜園邊一個澆水壺。

半個破掉的塑膠桶。

在一個廢棄蜂巢附近，一個汽油桶上半層積著腐臭的死水。一個巴伯牌啤酒（Parbo）易開罐，裡面的啤酒還剩了一半。這麼多理想的育嬰場所，蚊卵可以在此安靜變形成孑孓，孑孓也一樣可以安靜地變成蛹，然後，只要滿一個星期，一隻隻新蚊子就冒出頭來。

這些初步觀察結果令兩位昆蟲學者難過沮喪，他們決定回頭繼續獵捕蚊子成蟲。我們沿著主要大街前進。就在一間珠寶店對面。「高貴不貴的黃金任您挑」，一位非常漂亮的黑人姑娘坐在遮陽棚下乘涼。我猜她頂多十八歲。但是，替她染了一撮顏色過於金黃瀏海的美髮師，我就不敢領教了。總之，人們會注意到她，而想必那正是她的目的。這會兒，那位姑娘抽著菸，對著手機講悄悄話。

阿曼蒂娜朝她走去。

「您背後揹著的是什麼？那麼大一個！」金瀏海問。

「一台吸蚊器。」阿曼蒂娜回答：「我們可以為您清除家裡的蚊子。」

金瀏海毫不遲疑：

「你們來的正好，我最討厭做家事了！」

拜訪市政府的時候，他們描述過白線斑蚊的喜好。瞧著阿曼蒂娜行動，我這才明白牠有多麼喜歡與人類親密生活：廚房的每個角落和每一種味道；客廳電視機和音響旁邊（這些塑料材質散發出的氣味多麼好聞！待機狀態的器材維持的熱度多麼舒適！）；臥室（啊！床單的微溫！啊！枕頭和枕頭套之間、棉被皺摺之間，多麼美妙的藏身之處！）；當然，總是濕答答的浴室，還有衣櫃（飽吸一頓鮮血大餐之後，窩在一條小內褲或一件裙子的衣摺裡，真是說不出的軟膩，尤其是如果還留有汗味就更好了。哪有比這裡更舒服的地方？）。

埋頭工作了半個小時之後，阿曼蒂娜站直身子：她完成了採收。金瀏海小姐十分高興。

「你們看吧！我就知道！我家根本沒有蚊子！」

阿曼蒂娜幾乎笑不出來。她拆下連著那台超大吸蚊機吸管的小網罐。

「請看！」

五十幾隻蚊子在盒子裡飛來飛去。乍看之下，大部分是家蚊（Culex），其中兩隻的腹部鼓脹，吸飽了血。但是，也許，沒錯，那其實是兩隻白線斑蚊，最可怕的那一種，研究人員要找的那一種。金瀏海小姐不敢相信自己的眼睛。阿曼蒂娜則享受獲勝的滋味。

## 大河的教訓

意想不到的驚喜：通往蘇利南（le Surinam）的路，就在河的對岸，而且……不需付通行費。驚喜的感覺沒有持續太久。渡河用的獨木舟由中國出資，他們擁有商業收入，而主要的客群則是……瑪利帕蘇拉的居民。

一眼望去，馬洛尼河的兩岸分別是：

- 法國，藝術、法律和就業互助補助（RSA，Revenu de Solidarité Active）之母。
- 蘇利南，弱肉強食的蠻荒森林，不久前被判定不可涉入，因為與毒品交易的關係太深……但如果想讓日子過得下去，最後勢必要跟周遭鄰國好好相處。

河的這一岸種植了優雅的草坪，但門可羅雀：當公共津貼每個月的第五個工作天自動匯入您的郵局帳戶時，何必辛苦工作呢？

另一岸，厚厚的布幕後面進行著各種商業活動，居首的是性交易：淘金客休憩一次的要價可能比軍人還貴。

而彷彿為了表示真的有那麼一條國界，一列長長的蘇利南平底駁船隊伍夜以繼日地抽吸河床，希望能偶爾從中取得一些奇蹟金塊。這些船隻皆小心避免闖入我國水域：我們的軍方會介入非法買賣。但是，船隊排放的恐怖煙塵擴散到了對岸，法國這一岸。污染行為鮮少遵守人為的行政疆界。

事實上，在沿岸居民的眼中，馬洛尼河的功用不在分隔，而在合一。對兩岸人口而言，這條河帶來了無價的水源，同時也開啟了一條無可取代的水道。一條道路並非一道牆，人們可以取道而行或穿越橫渡。更何況，自古以來，早在愚蠢的邊界發明以前，他們的親戚家人就已分布在河的兩岸。

真實生活中，邊界並不存在。這是所有河川反覆灌輸我們的真理，馬洛尼河尤其如此。

## 一座（幾乎）沒有蚊子的天堂

距離開雲市不到兩小時的車程，柯河沼澤（marais de Kaw）面積遼闊，躋身法國第三大自然保護區：占地九萬四千七百公頃。那是一座熱帶莽原（savane），但屬於「漂浮型」。在保護區裡只能靠獨木舟通行。而且，儘管擁有大片綠地，卻完全不可能知道土與水、陸地與河流、植物與動物的分界在哪兒。然而，數不清的鳥兒從我們頭頂上飛過。牠們應該是想告訴我們那些訊息。但我們團隊中沒有人通曉這些黑冠白頸鷺（hérons coïcoï），或那些美洲紅䴉（ibis rouge），也不懂圭亞那動冠傘鳥（coq de roche）或哈比鷹（harpie），無論牠們是否凶殘，有沒有羽冠。只有瘤牛（zébu）看起來早已習慣這種不確定性。牠們從一種運動模式轉換到另一種，似乎毫不費力。乾季的時候，牠們行走；水位漲高時，便改成游泳。可以看見牛角在長草叢中滑行。乳牛似乎沒有這種能力。他們告訴我，乳牛不懂得控制括約肌，所以無法像這樣用兩棲的方式行進，硬闖的話，會從臀部開始被水淹掉，然後沉下去。

我要是您，絕不會妄想進來游個泳。首先，您可能會遇見一條電鰻，並從牠身上接到一陣不舒服的電流。要不然也可能被蛇咬（蛇的數量多如兵團）。但是蚊子，一隻也沒有。或至少可說，幾乎沒有。這是河水贈予的禮物。這條河的水，顏色黝黑，成因是河面所有這些植物在河底腐爛分解。結果河水呈現酸性，孑孓無法忍受生存。

十八世紀的時候，許多人攜家帶眷從歐洲前來。這些家庭在沼澤邊緣的山坡上安居下來。他們曾試著種植稻米。的確，置身這片賞心悅目的平緩風景中，讓人恍若來到了亞洲某個角落。這些人家皆已遷移，所居之處只留下了竹子。

很久很久以後，尚—路易．安東尼（Jean-Louis Antoine）進駐了他們的地方。事先看不出他有任何到這樣一個沼澤地生活的傾向。年輕時，他喜歡的是大海。還有音樂。交響樂團指揮卡拉揚（Herbert von Karajan）教會他這兩樣東西：他被指揮家選中，上了他那艘漂亮遊艇當水手……船停泊在聖托羅佩港（Saint-Tropez）。蔚藍海岸距離塞內基耶咖啡的露天座（terrasse de Sénéquier）[7]可真遠！生命的偶然和生活中的決裂將尚—

[7] 聖托羅佩知名的咖啡館，曾是多部電影的取景地，如碧姬芭杜的《上帝創造了女人》。

路易一路推到了圭亞那。什麼都尚且未定，潮濕得不知道是否有雨停的一天，光線瞬息萬變，一下子鮮黃、一下子轉綠，突然又變成了灰色；各種型態輪番上演，一種接著一種，也許，這樣的天地，也許，這樣的變化，對他來說，好比音樂？尚—路易在這裡開了一家客棧，當然，是浮在水上的。十個房間，應該說，十座小木屋。保護區中某些經營者時時威脅，要他關門。他們無法忍受這個區域有人類，即使是守規矩、深受大自然感動驚嘆的人。

入夜後，幾十個紅色小點從四面八方冒出來。那是凱門鱷（caïman）的眼睛。牠們共分四類：紅凱門鱷、灰凱門鱷、黑凱門鱷和「眼鏡凱門鱷」。你們聽見遠方那群「吼猴」（singe hurleur）發出的嘈雜聲響了嗎？

# 三、柬埔寨

## 最致命的種類是？

那是一所中學，吐斯廉中學（Tuol Svay Prey），金邊一所主要的中學。與世界其他中學沒有兩樣，一間間用來授課學習的教室。比世界上多數其他中學迷人，中庭裡有許多大樹，供人在樹蔭下聊天，還有遼闊的操場，可以進行各種運動。

位於市中心的中學，成為生命議題的核心中學。

一九七五年四月十七日，紅色高棉一搶下政權，便驅逐了所有學生。既然知識無用，中學又有什麼用？新上台的領導們不斷這麼說。真正的學位，只能下田工作才領得到。既然城市是罪惡之地，既然有用的價值僅存在鄉村，在一座沒有任何居民的首都空城，中學變成了二十一號安全監獄（prison de haute sécurité 21）。在杜同志（Douch）極度一絲不苟的領導之下，一萬兩千三百八十個人，有男有女有孩童，皆被視為「革命敵人」送審，監禁在此，日夜受盡酷刑折磨。然後，他們的「認罪書」被修改編造，悉心分類。每個人也都被仔細拍照，之後，堆進卡車裡，送往金邊南方，瓊邑克「殺戮場」（Killing Field de Choeung Ek）。為了處決他們，各種最恐怖的方式全部用上，例如，敲碎頭顱，目的在「節省」子彈，因為子彈是「人民的資產」。

一萬兩千三百八十人。

這個數字想必比「事實」要少，假如「事實」這個詞適用於此的話。

一九七九年，當越南軍隊前來終結這場噩夢時，中學裡只找到七名生還者。

後人試圖為這場「革命」做出總結，死亡人數竟可高達一百七十萬。每三個柬埔寨人就有一位喪命。

四十年後，也就是今天，伊斯蘭教派博科聖地（Boko Haram）在奈及利亞北部、喀麥隆以及查德湖附近肆虐。該組織對死亡的看法與紅色高棉一模一樣：尋回「昔日榮光」，也就是說，回到先知穆罕默德的時代，根除累積至今的這一切邪化人心的知識。

他們以酷刑折磨及殺害的手段消滅信仰上的敵人，恐嚇其他族群，綁架女人獻給聖戰士……

一九九四年，八十萬名圖西族人（Tutsi）在盧安達被滅絕。

更早以前，與我們相同的人種，而且大多有教養，喜愛舒伯特的音樂，閱讀歌德的作品，他們策動了猶太人大屠殺。六百萬人死亡。

這些作為的目的皆然：種族清洗。

每隔一段時間，這裡，然後那裡，再來是其他地方，總會出現一場瘋狂的謀殺，撲向我們人類，逼人們失去人性，這到底該如何解釋？

是什麼樣的病，使受人尊敬的數學老師康克由（Kaing Guek Eav）搖身變成屠夫杜同志？

巴斯德晚年感受到可能導致世界大戰的緊張情勢升溫，不只一次說過：他曾經治癒狗所帶來的狂犬病，卻無法治療潛伏在人類心中的喪心病狂。

統計數據提醒我們：人類，僅排名於蚊子之後，是殺人最多的動物。

鯊魚每年造成十個人死亡。野狼也是，十人。獅子跟大象，一百個人。河馬一年咬死五百人，鱷魚則是一千人。每年兩千人因絛蟲致死，水蛭、臭蟲、嗤嗤蠅各讓一萬人喪命。死於犬類的有兩萬五千人，死於蛇類的約五萬人……

然而，蚊子真是太厲害了！在戰利品列表上，你們每年奪走七十五萬條人命！而我們呢，也該為自己鼓掌：每一年，死於人類本身手裡的也有四十七萬五千人。

## 微笑的國度，被咬的人成千上萬

星期一早上八點，莫尼旺大道五號（Boulevard Preah Monivong），巴斯德研究中心的院址。

進了大門後，那群坐在長椅上等候的，都是些什麼人？看起來好像開學日，因為其中有好多小孩，有的笑著，玩著，互相打鬧，跟所有小孩一樣；其他孩子則縮在父母的懷抱裡。大部分孩子都包著繃帶，有的在腿上，有的在胳臂上，有的在臉頰上。他們為了什麼來到這裡？有些甚至不惜千里，臉色疲憊，風塵僕僕。他們究竟得了什麼病？還有，他們的行囊，那些刻意放在一旁的塑膠袋裡是什麼？裡面應該裝著某種重要的東西，因為每一家人都緊盯不放。時不時地，螢幕上會亮起一個號碼，於是會有某一家人站起來。男人，看來一定是父親，會去拿自家的塑膠袋，絕不會跟其他袋子弄混。他盡可能提得離自己遠一點。袋子裡的東西應該令人作嘔。一名女護理師接待這家人，對他們微笑。那個家庭卻沒有任何人笑得出來。然而，我們可是在柬埔寨，微笑之國。

研究中心主任迪迪耶·馮特尼爾順著我的目光望去。

「噢，對！沒有人會相信，不過我們每年都要收上兩萬兩千名患者。」

「他們是？」

「被狗咬的人。」

「狂犬病？但是，我還以為，早在巴斯德博士和他的第一個小病人喬瑟夫·梅斯特（Joseph Meister）的時代，一八八五年七月，這種病已經被掌握了！」

突然間倒退到了最古老的時光。

「還有，抱歉，請問他們那麼小心翼翼地提著的袋子裡裝的是……」

「喔，是攻擊他們的狗的腦袋。這有助於我們診療判斷。不過他們得先抓到那隻狗才行。如果他們經過長途跋涉才來到這裡……您可以想像裡面有多少蒼蠅。還有那氣味！」

迪迪耶繼續說：「每年八百個死亡病例！八百個本來不該死掉的人……要是您知道死於狂犬病意味著什麼……」

「這件事不在我的願望清單之內。」

「上YouTube去看看吧！那可說是最恐怖的死法之一了：病人會感到窒息，不斷嘔吐，受盡驚恐摧殘……」

我來到東南亞是為了蚊子，結果迎接我的是狗。

柬埔寨這個國家喜歡狗。

世界上很少有其他國家有柬埔寨那麼多狗。根本無法計數。牠們對城市和鄉村都造成污染。在比較落後的地方，每戶小屋都養兩條狗來守門，一隻一種顏色：一隻白色或卡其色的淺毛狗，負責吠白日，另一隻深色狗，負責吠晚上。

柬埔寨人對狗的熱衷還有另一種表現，比較不帶那麼多情感：他們大量養狗，目的是……賣給越南人。而越南人……非常喜歡享用狗肉，用來取代平時常吃的鴨肉或雞肉，換換口味。但如果您問越南人，他們會說是柬埔寨人開始吃狗肉的。

無論如何，犬隻數量爆炸。這個燙手山芋，政府部門互相丟來丟去，一味卸責。農業部說不關他們的事：狗並不屬於畜牧項目。環境部也推皮球：犬，據我所知，並非保育類動物。

結論：根本沒有人照顧狗。

一般來說，狗與我們人類始終維繫著最好的關係，但牠們也和我們一樣有脾氣。有時候，舔著舔著，牠可能就咬了下去。如果咬人的狗帶有狂犬病毒，被咬的人，通常是小孩，就會得病，並且死亡。我已經告訴過您，這些死亡案例十分駭人，但更糟的是駭人聽聞。要阻止悲劇發生再簡單不過：只要打疫苗。首先，對犬隻施打疫苗。然後，對潛在的被咬對象施打疫苗：也就是人類。這麼一來，即使被狗咬到，還有治療的機會。對，在發作之前，狂犬病毒體貼地為我們保留了一段緩刑期：它不著急，慢慢朝大腦移動。只要病毒還在潛伏初期，也就是還停留在肌肉的階段，就能激發身體的防禦機制，驅逐病毒。只要從被咬的幾個小時開始算起，一個月之內分四次注射即可。

「但是，住上一個月，對必須離家前來接受治療的村民來說，太貴了！」

「您說得對，對極了！我們正致力把注射次數降到三次，不必打四次。不過更重要的是，必須在鄉下地方開設疫苗注射站。柬埔寨每年的接種人口只有三萬人。而這裡，在我們金邊研究中心，接受疫苗注射的就有兩萬兩千人！」

從明天開始，我就要重新遭遇我的主要目標：蚊子。會面的地點是牠們最愛的樂園之一：湄公河三角洲。

## 登革熱學校

經過兩個小時的車程後，或者該說，塞了兩個小時的車之後，金邊最北的郊區市容終於換成了鄉村風景。

一片平原，一望無際，平得一成不變，精心劃成方格。這個世界上，想必沒有任何作物的耕種比稻米受限更嚴格。即使，此時此刻，田地是空的，但您無法不去想像，一代又一代的農人在這塊土地上做著整平、圍堵、挖掘的工作。湄公河即將氾濫，三角洲將變成一片遼闊的水塘，一面插了綠色秧苗的大鏡子。目前，土地是乾的，在烈日下曬得發燙。

遊走地球各地這十年來，每次見到這些三角洲，總讓我感到揪心。那都是河流帶來的淤積所形成的土地，是世界的穀倉，最肥沃的土壤。但是，無論在哪裡，從路易斯安那州（Louisiane）到卡馬格，紅河出海口和孟加拉的恆河河口都一樣，這些三角洲都受到威脅。

三重威脅。

第一重威脅，水壩阻擋河流，降低這些河川的流量。人人都知道，地球的平均溫度升高了。結果：海水上漲。海水上漲的結果：鹹水淹上陸地，而在這裡遭遇的淡水河水量卻愈來愈少，不足以抵擋，於是鹽分容易入侵三角洲。

第二重威脅也來自這些水壩。一座水壩不僅蓄水，也留下了淤積物，而那正是構成三角洲的主要所需。儘管，時不時地，水壩會打開閥門洩洪，但根本沒有用：定點式的猛烈洩洪無法取代大自然緩慢的堆積。

第三重威脅是盜採砂石業者。他們掠奪河床資源。為了城市裡的建造工程。本國的城市或其他國家的城市，利潤豐厚。坊間傳言，湄公河的砂石有一大部分運往新加坡用來擴增島嶼的面積，而這項生意讓柬埔寨總理家族（更加）富有。

這裡一叢，那裡一叢，彷彿為了讓眼睛有些垂直參考物似的，偶爾出現兩、三棵棕櫚樹伸向天際。據說當地人汲取棕櫚糖，只需輕輕搗碎花朵即可。柬埔寨把棕櫚當成國家象徵之一。同樣零星點綴在這暫時性的荒土之中，棕櫚樹像是與一座座的小佛塔唱和呼應。

糖與涅槃，人類夫復何求？

至於我們呢，我們迷路了。我們的衛星導航已經不知道該往哪兒走。谷歌還不懂得處理三角洲：形狀太過一致，太常重複出現，到處都長得太像。我們的司機不斷微笑，其實緊張不安。他頑固堅持，信任現代科技。最後，儘管讓他感到十分恥辱，我們不得不向一位村民問路。他伸出手臂指引。五分鐘後，同榮村（Tong Rong，音譯）到了。「數據」不一定能取代一項傳統的正確「訊息」。

學校應該是個讓任何家庭都羨慕的地方：占地遼闊，廣種樹木，七百個學生，男孩女孩一樣多，全都穿著整潔乾淨的制服，白襯衫、黑長褲或短裙。兩棟大樓面對面，一棟給大孩子，一棟給比較小的孩子……還有，校園裡傳來耳熟能詳的背誦段落，九九乘法表，齊聲朗讀課文的聲音……

可惜，這些幸福島嶼也是登革熱的熱區，名符其實的「熱點」。

猛烈高燒，極度倦累……登革熱是十八世紀末以來就被記錄的疾病，而在開羅、雅加達和費城都有傳染案例通報。不過沒有人的病情特別嚴重。當症狀出現，病人躺下，休息，靜待治療，很快就痊癒。傳染病學家們所關注的是其他更重要的威脅。

一九五四年，菲律賓的小兒科醫生們遇見另一類登革熱，比以前那種可怕，因為它伴隨出血症狀。同一時期，泰國也發現類似的病例。很快地，出血性登革熱蔓延全亞洲，在好幾個國家躍升成為幼兒死亡的主因。根據我們的友人馮特尼爾所提出的「法則」，只有通過一道雙重過濾關卡的疾病才會發生：遭遇和相容兩道過濾程序。

哪裡有比學校條件更豐厚的交會中心？學生聚集人數眾多，而且，剛好，就在斑蚊活躍的時間。然後，糟糕的是，這種蚊子與病毒相容，也就是說，牠願意帶有登革熱病毒。學期行事曆簡直根據斑蚊來決定：「你們非要在早上八、九點的時候集合孩子們不可嗎？一天之中，那是我第一回想叮咬點什麼的時間。還有，千萬別在下午四、五點以前放學，那時候我很愛吃頓點心。」

因此，當權政府決定展開一場防疫作戰：一隻蚊子也沒有的無蚊校園！企圖摧毀建築物裡裡外外所有可能潛藏的蚊子窩。

我們走過一間又一間的教室。村長把蚊子當成敵人來介紹。哄堂大笑！鼓掌喝采！去死吧！蚊子！村長把握我們的來訪，趁機說教：別忘了用功！抱歉，先生，不過，難道蚊子比較不會去叮好學生嗎？對！因為好學生會幫忙清空孑孓長大的沼澤！因為好學生絕對不會忘記拉緊蚊帳。因為好學生知道必須維持身體健康，才能參與柬埔寨的國家發展。蚊子只叮貧窮國家！讓我們盡快脫離貧窮！

我望向迪迪耶．馮特尼爾。像他這樣嚴謹的科學人，應當不會欣賞身兼ＫＰＫ（Kanapkak Pracheachon Kampuchéa），也就是柬埔寨人民黨代表的村長如此斷章取義。不過，學生們開心的模樣終究把他緊皺的眉頭轉為笑臉。謝啦，蚊子！多虧了牠們，我們大家都變成好學生。

又是一望無際、空曠而乾旱的三角洲。再一次，衛星導航又出了點小差錯。過了好長一段時間之後，同樣地，向人類求援，誰教現代科技再次投降？一位很老的婦人踩著腳踏車，與其口說解釋，她寧願親自替我們開路。要不是這雙飛輪腿，也許我們還一直在這座堤壩迷宮中鬼打牆呢？那我們就永遠不會在鄰近的健康中心裡，參觀到這座……

養魚場。

地方醫療所的診間對我來說沒有什麼特別之處，我只注意到這裡極度整潔。負責人很快就帶我朝一排大水缸走去。

「在巴黎，你們有沒有水族館？」

我被弄迷糊了，回答他沒有。

「可惜，要不然您就會知道孔雀魚（guppy）。」

他移開一個鐵絲網蓋，我看見暗綠色的水裡有一群彩色的小魚兒游來游去。

「我們邀請村民來這裡拿取：**免費**，**代運**。事實上，這些迷你小魚（身長不到兩公分）有兩項優點。首先，牠們繁殖快速：只要放進一點水中，數量很快就倍增。而且除了美觀漂亮，以及賞心悅目的求偶追逐之外，對牠們來說，再也沒有比……用蚊子的幼蟲填飽肚子更高興的事了。將孔雀魚放入水塘或任何儲水容器，牠們立刻就會清得乾乾淨淨。」

負責人很高興能讓我學到這個小知識。

「當然，這些獵食者的義氣相挺並不足以替我們徹底解決斑蚊所帶來的麻煩。不過，牠們也加入了作戰的行列。為了對抗蚊子，不惜動用所有武器。稍有鬆懈，牠們便死灰復燃。」

我不知天高地厚地詢問：這些神奇的孔雀魚是不是沒有天敵？

負責人滿臉無奈。

「可憐的魚兒！您無法想像壁虎有多麼凶猛。只要有一隻成功鑽進這些水缸邊緣，那……您該看看牠那條又長又軟的舌頭動作多麼靈活！」

根據世界衛生組織，每年統計出的登革熱感染有五千萬例，其中五十萬例屬於「出血性」，導致百分之二十以上的死亡率。

登革熱之可怕在於它有四種不同的型態。就算得過一種，並不保證不會再得到其他三種。更慘的是，登革熱的第二次攻擊通常比第一次更猛烈……

為了到金邊來研究這種少見的疾病特性，婷內克．康塔爾特（Tineke Cantaert），這位年輕傑出的比利時女研究員，放棄了拿到耶魯大學博士之後所有收入豐厚許多的工作。

如何解釋登革熱患者這樣的反常免疫反應？一般而言，疫苗所根據的原理正是人體在受到第二次入侵時，已學會防禦，知道動員武器加以對抗。唯一的解釋是，產生抗體的B細胞（Cellules B）失常。應該是有種什麼尚待發現的機制，在登革熱患者身上抑制了抗體的產生。

為求更進一步釐清這神祕之謎，婷內克與傳染病學家在巴斯德研究中心共事。因為登革熱還呈現另一種特性：大部分時候，被傳染的人並沒有任何症狀。所以，在這些人身上，免疫系統完全發揮功用。

一旦接獲嚴重病例通報，巴斯德的研究員立刻前往病患家裡。只要患者同意，便對他們進行抽血採樣。像這樣，逐漸建立起一個資料庫，得以比較患有同樣疾病的人們在體內所出現的各種不同反應。

婷內克的選擇可以理解。登革熱的研究或許能讓她在免疫學上發現新的邏輯？十年、二十年後，預約一座諾貝爾獎？

如果她真的得了獎，一定不會忘記這些同事。沒有他們的協助，她永遠無法釐清這個謎團。傳染病學者、病毒學者、免疫學者，這三樣武器必須**同心協力**，才有打贏這場戰爭的機會。

登革熱所引發的另一個問題：公共衛生。

無論如何，這種病迫使人類去思考。

目前唯一的疫苗（賽諾菲巴斯德，Sanofi Pasteur）對九歲以下的孩童不適用。

既然大部分疫情，而且是最重症的案例，集中發生於四歲以上的幼兒，為什麼對策仍如此落後？

## 讚美豬！

這天早上，目標朝南。

會面對象：豬和蝙蝠。您知道，我們對蚊子有著無比的熱情，所以偶爾岔題並無大礙。

離開金邊，離開了那裡的皇宮、佛塔、國王肖像和交通阻塞之後，我們來到元氣十足的柬埔寨鄉間：孩子們都穿上一身白衣，因為，今天可是他們一年一度的節慶；鴨群列隊，悠悠哉哉地穿越一條坑坑洞洞的馬路；一具具挖土機上演旋轉芭蕾，努力修補路面，因為選舉快到了；牛車一點也沒有要加速的意思，聲嘶力竭地猛按喇叭的越野四驅車只能自認倒楣；有些摩托車載著小山一般高的香蕉，有些載著小山一般高的塑膠桶，還有些載著小山一般高的床墊，也許，亞洲摩托車的命運就是要消失在如山一般的貨物下？單車的日常生活也沒好到哪去：連輪軸都陷入泥濘之中。最幸運的是今天全世界都在結婚！至少一村辦一場婚禮！雖說婚禮有其迷人之處，但也必須承認，這對本來就已經不順暢的交通實在是雪上加霜。畢竟，在柬埔寨辦一場婚禮，首先要搭一個卡其色和紅色相間的大帳篷，占到馬路中間。還有另一樣麻煩：總有一支廣播器大聲嚷嚷，想必是在指示新人該怎麼做，我就不再贅述我的意見了……

然而我還是必須豎起耳朵仔細聆聽。當日我的老師名叫朱利安．卡佩勒（Julien Cappelle），是一位獸醫，負責一項計畫：光讀計畫名稱就令人肅然起敬——動物與風險綜合管理（Agirs: Animal et gestion intégrée des risques）。

如果我只聽名稱，憑那絕妙的組合：異國風情加人體結構學的精準，以我對身體健康之多慮關切，對於……日本腦炎，我一定會自行胡思亂想。這個名稱的由來是疾病第一次出現的地方，太陽帝國，一九三〇年左右。第二次世界大戰之後又捲土重來，一樣發生在這日本列島上，構成了十分凶猛的傳染疫情。

大部分時候，病情輕微溫和。要擔心的只有棘手的感染型態：首先受到影響的是幼兒，極度嚴重的腦部發炎，甚至可能導致死亡。因此，當疫苗被發現之後，相關衛生部門立即投注全力，同時也鬆了一大口氣。

旅行愛好者和喜歡危險刺激的人們絕對會對傳染途徑感興趣。

一開始，這種腦炎病毒與登革熱和黃熱病的病毒頗為相似。

據說它最先選中的宿主是生活在稻田邊的野鳥。這些水田中繁殖著家蚊。家蚊太太一直為了保障蚊卵的發展而尋找蛋白質，於是去叮咬了野鳥。這麼一來，她便吸收了病毒。不過她的鮮血大餐還沒結束。必須再找一種肉比較多的動物。誰能比豬更豐滿呢？家蚊太太再次展開叮咬。於是寄生蟲進入了一種比鳥類更有利得多的動物體內！

我的腦炎老師不得不打斷講解，因為過河的時刻到了。我們從一大早開始就沿著這條河走。巴薩河（Tonlé Bassac）與湄公河平行，本身也流入海洋。在我看來，那艘渡船簡直一無可取之處。區區四塊破舊的木板組成，載得了我們的車嗎？再怎麼說，對我這種容易焦慮的人來說，實在不是很適合這樣一趟旅行。迪迪耶主任，難道他以為只要向我保證，即使翻船我們也不會有危險，就能讓我安心了嗎？這附近從來沒發現過任何吸血蟲的蹤跡。無論如何，不知是誰保護了我們，沒讓我們淹死。是神靈，還是貼在我們四驅車車門上的巴斯德研究中心標誌？十分鐘以後，我們抵達了豬圈。這些豬願意出借身體，奉獻給科學（代價是匯給牠們的飼主一小筆酬金）。

朱利安彷彿受到兒子回家般似的款待。這樣的熟稔親切讓他幾乎不好意思起來。

「你知道，我常來。我就睡在這裡。」

他指著一個平台，上面堆放著各種農具。

「蚊帳呢？」

他指向角落一團包得像香腸的布，看起來已經很破舊。

「你不怕嗎？」

「我試著不在牠們來叮人的時間睡覺。」

村民們請我們喝可樂、吃芒果。他們一直對我們微笑。朱利安另有任務，即將離開柬埔寨。

「我永遠不會忘記我的第一次抽血……」

「抽什麼血？」

「當然是抽豬的血啊！回到我們的實驗室之後，我忍不住大叫：從來沒有人觀察到那麼多病毒聚集在一起！可以說，住在豬體內這段時間，病毒得到不少好處！對一名研究員來說，這，就是幸福：一項假設得以印證，一個想法具體可見。豬不僅是腦炎病毒的宿主，更是一座繁殖病毒的工廠，增長它的威力……」

迪迪耶不見了，跑到哪裡去了？

朱利安一點也不擔心。

「我很了解他。某種直覺告訴我，他應該在沼澤附近。」

什麼沼澤？

在豬圈後方，我並沒有看見水，不過植物長得不一樣。這裡種的不是草，而是一大片十分寬闊的葉子，想必是睡蓮。迪迪耶就在那裡，蹲在岸邊。在他前方，一個塑膠盒，裝滿暗棕色的液體。他的右手拿著一根實驗用定量吸管，左手持著一個空瓶。聽見我走近的聲音，他轉過身來。我看見一張散發著純粹喜悅之光的臉，宛如十二月二十五日早晨，收到聖誕禮物的孩子。他從裝著暗棕色液體的容器中汲取。

「你看！」

我漸漸能分辨幼蟲和若蟲，但我的知識僅限於此。迪迪耶開始不耐煩。

「可是你明明看得出來，牠們都在！」

「牠們是誰？」

「全部！所有的種類！我早就說有這種可能。家蚊，這不令人驚訝，但裡面也有斑蚊。」

我願意相信他的話！我試著保持合宜的舉止，但有一大團長著翅膀又嗡嗡作響的生物開始包圍我們：

「你不覺得我們應該稍微保護一下自己嗎？」

他的回答跟朱利安一樣。

「拜託，別再一天到晚都害怕了好不好！現在不是牠們叮咬的時間！而且雨季也還沒真的開始！」

「那又怎樣？我在你的手臂上看到的是什麼？」

「你真走運！以後你再也看不到這麼美的白線斑蚊了。看看牠腳上黑白相間的條紋！還有牠的身體，也有條紋！我不喜歡人家叫牠們『虎蚊』。這害牠們註定被討厭。」

「總不能說虎蚊會為我們帶來好處吧！」

「牠們只是在過牠們的日子，就像我們一樣。牠們只是想吃飽、繁殖下一代。就是這樣而已。」

「也許吧！不過，就在此時此刻，牠正在把腦炎傳染給你！」

「我對疫苗有信心。艾瑞克，我可以給你一個建議嗎？假如你不肯改變觀點，那就永遠無法了解大自然！」

看我一臉尷尬，迪迪耶想把自己的意思解釋得清楚些。

「與其一直維持你原來的樣子，不如想像你是一隻蚊子。改變立場與觀點！」

我答應一定會努力試試看。

朱利安和迪迪耶接下來的對話，我一直很後悔沒有當場錄下來。那是一首獻給豬的感人歌頌。跟豬相比，人根本一無是處！完全沒辦法為寄宿在身上的病毒提供充分的發展。說這種話的根據是？當蚊子叮咬一個受感染的人類時，吸收不到足夠的病毒，無法感染給下一個被叮者。沒錯，對日本腦炎而言，人類是典型的**傳染絕緣體**（impasse épidémiologique）。如果只能靠人類來傳播，流行病就自行中斷。

我大膽說出心聲：我們人類無能，這畢竟是個好消息……

朱利安和迪迪耶根本懶得反駁。兩人繼續歌頌豬、讚美豬，而我只能提醒：時候已經不早，我們快要錯過第二個會面行程了。

現在，我該採用哪種動物的視角來當做「觀點」呢？

## 佛塔的重責大任

在整個亞洲，佛塔裡都收容動物。任何禽獸，只要進入這個神聖的領域，沒有人敢殺生，無論牠是大是小、凶猛有害抑或溫和可愛。於是，在這些色彩鮮明的廟宇周遭，佛院內的庭園簡直就是挪亞方舟！每個人都可以來這裡丟下不想再養的小貓，或者出現在後院的蟒蛇，嚇到孩子的巨蜥，或孩子們不再感興趣的烏龜。野生動物們也一致認定：大家都來祭祀之地吧！在這裡，您可逃離獵人的威脅。

這真是上天賜給研究員的禮物！於是他們不必四處奔波尋找蝙蝠（通常帶有可怕的病毒！）。在柬埔寨，蝙蝠選了十二座佛塔居住，一座也不多，別處都沒有。

朱利安每一座都拜訪過。他為我們挑選了薩科村（Sar Kor音譯）的臥佛寺（Wat Pi Cheî），位於金邊南方一百公里。

「做好心理準備！畫面可能讓人嚇到。」

所以，我們帶著一絲緊張的心情，鑽進庭院的一個角落。

「千萬記住：一定要走在小徑上，不可以靠近樹林！會有危險！」

他拿出手機給我們看一張照片：照片上的他幾乎穿著全套太空裝：

「相信我，我小心帶上了防護設備。我不想感染上壞東西。技術很簡單。一走到牠們的棲地下方，我們就立刻拉開一張防水布……」

很愚蠢地，我問他，他是在預防什麼。

「呃……猜不出來嗎？潛在的病毒就在牠們的排泄物裡。所以……從事我們這一行可真不容易啊！高中畢業後再讀十年或十二年，就為了有一天，有幸被蝙蝠放尿或放屎在身上，最好還是病毒帶原的蝙蝠。牠們之中有些體型超過一米五。不過，我今天要介紹的，不會令你們失望。無論要說牠們是美麗的鳥還是漂亮的老鼠，都可以，牠們是狐蝠（Pteropus）：兩隻翅膀拉開，從一端到另一端，也有六十公分。不過不必太害怕，牠們之中沒有吸血鬼，只有食果類，絕對不會吸你們的血。」

「牠們身上帶有哪些病毒？」

「喔，比較凶猛的，比方說，SARS（嚴重急性呼吸道症候群），或者令人非常不舒服的冠狀病毒。不應該為了這種原因去討厭蝙蝠。牠們只是在過自己的日子而已。

跟蚊子一樣。」

我不小心撞見迪迪耶扮了個鬼臉。現在我很清楚在造物主創出的動物中，他喜歡哪一種。這些長著翅膀的囓齒類應該比較令他作嘔。

突然間，牠們出現了，就在一棟側翼建築的後方，一下子出現幾百隻、幾千隻，就在菩提樹長長的枝枒頂端。

起初會以為是一串串暗色的三角旗，隨風飄蕩。眼睛適應了之後，辨認得清楚些，看見了掛在樹枝上的爪子，朝向地面的腦袋。朱利安拍擊了好幾次手掌。沒有用。蝙蝠仍然倒掛在棲地。只有兩三隻飛起來，但也只是換了一棵樹而已。

「應該等到晚上比較好。整個白天都是牠們睡覺的時間。突然間，牠們決定要離開，全部一起行動。天空變成一片漆黑，就連我也會怕。」

「知道牠們去哪裡嗎？」

「我們曾經在幾隻蝙蝠身上成功安裝一條項鏈，附帶一具衛星定位發射器。其中一隻飛越二十公里，加入另一群蝙蝠。牠們是非常社會化的動物。然後，那隻蝙蝠又飛回來了。牠去傳達了什麼訊息？我不住在牠們的腦子裡，聽不懂牠們的語言，還沒聽懂！不過，以我們親密的程度，這樣的狀況不會持續太久的！」

# 四、塞內加爾

## 凱杜古森林

早上七點。利奧波德・塞達爾・桑戈爾機場（l'aéroport Léopold-Sédar-Senghor），太陽逐漸升起。對一個習慣搭共乘計程中巴（taxi-brousse）和拼裝巴士（bus déglingué）的旅人來說，還有比讓一輛雙引擎西斯納大商隊型民用客機（Cessna Grand Caravan）等候迎接更夢幻的奢侈嗎？它一路往東，飛向太陽。兩個半小時的飛行。飛行高度九千呎，最好的塞內加爾地理課莫過於此。

達卡（Dakar）是一座遼闊的大城，四面環繞著灰色大海（居民三百四十萬），離開大城所坐落的半島後，即是大片赭紅色平原，一望無際：那是花生的祖國。這裡一塊，那裡一塊，長方形或正方形，千篇一律的綠色，證實了當地政府為何想努力保留幾個長有樹木的區域——這樣的憂患意識很感人，但多半已經無望。要拯救這些地方，最消極的辦法，就是宣稱那是「聖地」。有何不可呢？給他們一個王，就像卡薩芒斯地區（Casamance）的烏蘇耶（Oussouye）那樣。遠遠地，一座村莊。別忘了：除了人口集中的沿海地區，整個非洲是空曠少人。枯涸的河流蜿蜒，或者應該說，是曾有河流的記憶：當時是十一月中旬，「雨季」才剛結束，河水卻已經完全不再流動。右手邊，也就是朝南的方向，我們沿著一條粗寬的白線飛行：那是薩魯姆河（Saloum）。它不疾不徐地順著我們飛向的山坡流下——富塔賈隆高地（Fouta Djalon），西非集水地。那正是慵懶淡然的巨流，尼羅河的發源地。至於我們這裡呢，副駕駛拿出了一把螺絲起子，修理著儀表板上不知道哪個部分，我們也不想知道。

漸漸地，綠色面積超過赭紅色，河道中水量增多。最主要的河川是甘比亞河（fleuve Gambie）。湖泊、濕地、類似沼澤之地同時出現。各水域的發源地接近了。森林逐漸擴大，忽然占據了最大的面積。即使，這裡一點，那裡一點，沙地仍頑強抵抗。林間空地上永遠不見人烟。地面隆起，如波浪般起伏。遠方的地平線上畫出了山脈的身影。

凱杜古（Kédougou）到了。

在曼寧克語（maninké）中，「凱」指的是人，「杜古」則是地。所以，凱杜古的意思是「人類的土地」或「人類的家園」。把這個地方命名為「蚊子的土地」不是更貼切嗎？我提議「蘇蘇杜古」這個名字，因為蚊子的曼寧克語是「蘇蘇」（soussous）。

一九六〇年中葉左右，一場嚴重的黃熱病重創塞內加爾的久爾貝勒（Diourbel）。由於那場悲劇，醫療當局這才發現：他們並不明白為何疫情再度急劇爆發。在尋求解決辦法以前，當務之急應該是更了解病媒蚊：引發傳染的種類是哪些？牠們有沒有可能帶原一種或一種以上的病毒？牠們幾點出來叮咬？白天多還是晚上多？牠們喜歡什麼樣的居住環境？牠們繁衍的模式？簡而言之，一般所稱的「蚊子」到底是什麼面目，如何生存？想要回答這些難題，就必須在實驗室裡更仔細地檢視牠們，所以，必須在田野調查中盡量採收樣本，無論數量和種類都要盡可能多。這麼一來，或許可以釐清某些謎團，例如，大規模傳染出現的頻率：為什麼茲卡病毒每六到八年重新流行一次，黃熱病則是每五到七年，而登革熱僅僅隔四年就再度大爆發？它們受到哪些免疫程序影響？

為了展開這樣的大規模採樣，事先需要選好地點。

馬馬度．薩爾博士（Dr. Mamadou Sarr）負責整個區域的醫療健康，為我能夠來到這裡向我道賀：

「聽說您對蚊子和牠們所傳染的疾病感興趣，值得喝采，院士先生！沒有什麼地方能比這裡更糟了，我的意思是，更豐富。」

他進一步解釋：

「在這裡，大自然為您那些小蟲朋友提供了牠們喜歡的一切：森林、雨水、高溫。還有無窮盡的鮮血大餐存糧。這裡的人口眾多，居無定所，因為人民受礦坑的工作機會吸引，不斷在塞內加爾、柯那克里（Guinée-Conakry）和馬利之間來去往返。這種機動性使衛生及治療的控管難上加難。一切都讓人相信，我們在這裡找到了一個無可匹敵的病媒蚊基地庫。這個地方沒讓我們失望！」

於是，海外科技研究辦事處（l'Orstom，Office de recherche scientifique et technique d'outre-mer，法國發展研究院〔Institut de recherche pour le développement〕的前身）與巴斯德研究中心在森林深處建立了一個基地，距離凱杜古十公里，在通往達卡的路上。因此，這個被稱為PK10的地方成為傳奇據點。在這裡，從一九七二年以來，採集到所有可能的蚊子種類，同時也採集到所有牠們帶有的病毒。這一切多虧了被稱為「捕蚊者」的人們！應該向他們致敬！由於陷阱作用不彰，必須召集一批居民及志願者，請他們日夜二十四小時接力在森林各處曝身獻肉。

一旦蚊子停在他裸露的手臂或小腿上，勇敢的捕蚊者便迅速把牠關進一根試管。有時候動作不夠快，難免被叮一口。所以「捕蚊者」們都先接種過疫苗，在疫苗尚未研製出來的時候，則事先做好防護，瘧疾就是這樣的狀況。但我們必須承認，這些預防措施不見得永遠完善……

為了確保沒有漏失任何一隻樣本，捕蚊者也被安插在附近其他九座森林、十塊田地和十座村莊，室內戶外都不例外。

每一次捕蚊都標註日期、時間和地點。接著試管會被放在零下一百九十六度的液態氮鋼瓶中，盡快送到達卡。用這種方式，五十五年來，巴斯德研究中心所建立的資料庫堪稱全世界最了不起，網羅病媒及暗藏其體內的過客：寄生蟲、細菌和病毒，種類不下兩百種。是今日的病毒亦是明日的病毒，因為，眾所皆知，牠們之中有許多會在某一天甦醒，開始作亂。牠們已經被巴斯德研究中心的資料庫建檔的機率相當大。這就是在

PK10工作的研究員們稱那裡為「病毒矽谷」的原因。

在毛魯斯．迪亞洛（Mawlouth Diallo）博士的帶領下，我們在林道高大的樹冠下散步了好幾個小時。坦白說，我一點也不自在。而且，我暗中盡可能拉長袖子，直到蓋住四分之三個手掌。我沒忘記薩爾博士的話：我現在身處全世界感染最嚴重的地區之一。為什麼，到底為什麼，我不寫寫羅曼史小說或羅亞爾河谷地區每位詩人的生平就算了？為什麼不鎖定一個那樣宜人的地區？在那裡，無論何時，都不可能發生任何有害熱病。然而，另一個我卻對正在發掘的無窮多樣性讚嘆著迷。每一個種類都有其特殊的害處。若說瘧蚊的孑孓對沼澤甚至流動的水域情有獨鍾，斑蚊則需要受到保護的感覺。斑蚊孑孓只有在果莢或樹洞裡才肯變成成蟲。不過，話說在那棵巨大的吉貝樹下，那座廢鐵打造的小塔，是拿來做什麼用的？塔高約有十米，會是給獵人眺望用的平台嗎？我先前聽說有獅子從鄰近的尼奧科羅科巴公園（Niokolokoba）逃出來……

「抱歉讓您失望了。我們這裡的目標沒那麼遠大。蚊子，自始至終都是為了蚊子。您要知道，有些蚊子在接近地面之處生活，有一些則偏愛高的地方。」

「你們請捕蚊人爬上這樣一座搖搖晃晃的鐵塔？」

「為了科學，必須這麼做！」

迪亞洛博士繼續講課。滔滔不絕的敘述，阻止我太常顧慮那些寄生蟲，牠們一定正在入侵我的體內。從幾分鐘以前開始，我就覺得自己彷彿全身都被叮了。早知道應該跟他們要根試管，既然現在我變成了人肉誘餌，不如順便幫忙豐富巴斯德研究中心的收藏！

「別忘了，艾瑞克先生，雌蚊只執著三件事：找一頓鮮血大餐，好好休息以便消化，選一個好地方產卵。而每一種蚊子都有自己的生存之道。一直以來，瘧蚊夫人只有在夜裡叮人。所以我們用睡在蚊帳裡面的方式來反擊，可能的話，蚊帳還先用驅蚊劑浸泡過。希望這些招數還有用，瘧蚊已經回嗆：『那我們就改變作息吧！等到早上，鮮血早餐別具風味！』」

在PK10這座令人著迷卻又充滿威脅的森林中，我又有了高聲向昆蟲學致敬的欲望。如何能夠戰勝那些我們不認識的敵人？我驚愕得說不出話來，當我得知：法國，我們美麗的祖國，自詡為醫藥界的燈塔，全國卻只有巴斯德研究中心開設一堂醫藥昆蟲學的課，由安娜—貝拉・法依烏授課，而她還必須每年爭取，以免連這少少的三星期課也被吞噬掉！

跟昆蟲學者們相處只有一個難題，那就是要想辦法把他們拉出他們那些珍貴又邪魅的森林，讓他們離開那塊赫赫有名的「田野實地」！迪亞洛博士可能願意留到晚上，就算明天，甚至接下來再多待幾天想必也都沒問題。我被迫使出渾身解數勸說，一再搬出「淘金者的衛生慘劇」那套故事。我特別費心選擇辭令，終於得到他首肯，放下他的樹洞和果莢。

富塔賈隆不僅是一個蚊蟲保留地，也不僅是整個西非的水塔，更是一個種了很多樹的寶藏箱。

大約在路標二十六公里處，離開達卡通往巴馬科（Bamako）的國道，走入小徑，目標邦塔科（Bantaco）。但有一個條件：要有夠堅強的腰背和心臟。前者的耐力會受到道路土石滑動的嚴苛考驗。至於後者，在一座龐大的貧民窟映入眼簾時會狠狠緊縮。在森林深處，不知從哪裡冒出來的簡陋茅屋或破爛的木棚，究竟有多少？三千？五千？衛生環境糟得嚇人，但窩擠在那裡的人，男人、女人和小孩，究竟有多少？三萬？五萬？

還是更多？二〇〇八年以前，根據一名獵人的說法，在這附近只遇得到猴子、野鳥和巨蜥。然後，有一天，一個有點地質學概念的人在鄰近的丘陵上拾起一把泥土。他彎下身子，仔細觀察掌心，發出驚叫。隔天，風聲就傳開了。隔兩天，人群開始湧入。再一次，黃金施展了它不祥的詛咒。

我們的車子才剛停下，一個男人便靠上前來，興高采烈地跟我們講起某個「新百萬富翁」的故事。這個夢是所有一切的動力。致富！為了脫離生存所帶來的日常奴役。大家都知道，成功的機會微乎其微。但是，不必自己變成富翁，撿拾富翁掉下來的屑屑更輕鬆。村落於是形成。只消幾個星期，村莊變成城市，工作分配十分精細。塞內加爾人出租土地，幾內亞人採挖，馬利人買黃色粉末。我提問：那健康呢？那人聳肩。只要找到黃金，什麼都會好起來。反正，雨季期間，大家都會離開。我問為什麼。換來一陣哈哈大笑。這個白人，他不太聰明啊！下雨的時候，洞穴都灌滿水，那麼，你要怎麼挖？

後來，在距離貧民窟兩公里的地方，我看到那些洞穴了。一個個廊道，直徑一公尺，用電動地鑽在紅土中鑽挖而成。很長很長的廊洞，沒做任何擋土牆。淘金者訂下的規矩是：深度永遠不能超過二十公尺。再一次，尋金客們又哄然大笑。您看過守規矩的淘金者喔？我們的規矩，就是黃金！

稍後，我去參觀了「健康中心」。一片紅土操場上搭起的三座露天木棚。只有一名護理師，照顧五萬居民，甚至更多。另外有一名年輕的女助理，助產士學徒。

現在我比較明瞭薩爾博士的話了：「礦區永遠是感染最嚴重的地區。」自從我開始研究原物料之後，便曉得它們會帶來詛咒。

# 五、烏干達

## 災情最嚴重的國家之一

烏干達有兩個人聲名遠播，而且名不虛傳：第一位，體型龐大，殘酷嗜血的伊迪·阿敏（Idi Amin Dada），非洲最我行我素、手段殘暴的獨裁者之一；另一位，英勇大膽，月黑風高，所有燈火皆熄滅，駕駛一架以色列飛機降落，前來營救人質同胞[8]。

從法國過來，在布魯塞爾短暫轉機之後，只需一路向南飛行。如果您運氣好，碰上好天氣，座位靠窗，連續幾個小時又幾個小時，沿著尼羅河這條古老大河蜿蜒的河道看去，絕不會感到厭倦。路線延伸到維多利亞湖，大河源頭之一。一堂漫長的地理課，必然伴有歷史的潮起潮落。

在感染瘧疾人數多寡這個可悲的排行榜上，烏干達排名第四，僅次於印度、奈及利亞，和那完全名不符實的剛果「民主共和國」。不過，如果從人口比重來評量，烏干達毫無爭議是災民最多的國家。

可嘆的是，這些數字根本不能讓人得知完整的狀況。我在第一天早上參觀健康衛生部的病媒控制單位（15, Bombo Road）時，就意識到這件事。

首都坎帕拉城的市中心是個多元混雜的小村落。一棟接近現代的建築（建於一九六〇年），佇立在移民區那片差不多高的樓房之中，而那些樓房本身則被掀頂貨櫃屋包圍：要在財源匱乏的時局擴充地方，還有比這更省錢的方式嗎？

自從我開始嘗試進入蟲媒病毒這個無限廣大的世界後，便不斷聽人家說起他，把他當成一位指標性人物，頭號權威：（特別是）倫敦皇家學院的教授，納西斯・卡巴特瑞內（Narcis Kabatereine）博士。一位笑臉迎人的矮小先生，身穿花草圖案的灰色襯衫，寶藍色長褲，夾腳拖鞋。不等我開口，他便交給我一本黑色小冊子，封面上印著烏干達

---

8 此處指的應是一九七六年由以色列軍方和以色列情報特務局（摩薩德）策劃，在烏干達恩德培國際機場實施的反劫機行動。

國徽（一面盾牌，兩側各為一隻鷺和一隻羚羊：『為了主和我的國家』）。標題用燙金字體印成，並不令人害怕：*Neglected Tropical Diseases*（《被忽視的熱帶疾病》）。「一本倡議小書」。然而，翻開書頁後，卻是最糟糕的情景。一張張慘不忍睹的照片，皆是這十二種病的病患：象皮病、盤尾絲蟲病（onchocercose，又稱河盲症）、血吸蟲病（bilharziose）、砂眼（trachome）、嗜睡症、利什曼病、鼠疫（沒錯！）、布如里氏潰瘍（ulcère de Buruli）、狂犬病。腹部腫脹、下疳（chancre）、雙腿變形、臉頰凹陷、畸形不成比例的睪丸……簡直是一座恐怖博物館！

卡巴特瑞內博士見我皺眉的表情，不禁莞爾。

「我承認：蚊子並非所有這些病的禍首！不過，由於在這裡，人們只會跟您談瘧疾，而我，在那之前，我必須先告訴您生活中的其他事情。」

說完之後，他帶我去一個會議室。整個早晨，他和他的團隊在這裡為我說明他們與這十二項疫情作戰的狀況。針對每一種病，他都展示兩張地圖：一張是二〇一〇年的情形，另一張是二〇一六年。紅色的部分代表感染非常嚴重的地區；黃色是隔離區；綠色則是倖存未受影響的地方。

「您看，無論哪一種病，紅色的範圍都縮小了！這真令人感到欣慰。」

過了一會兒之後，我們去參觀小昆蟲館。博士在這裡發了一頓脾氣：

「有沒有搞清楚！你們竟然讓受到感染的甘比亞瘧蚊（Gambiae，瘧蚊的一種）逃走了！」

實驗室的人員個個面面相覷。我聽見他們低聲嘟噥。

「噢！多一隻少一隻又怎麼樣！」

看到一隻胖胖的白色大兔子抵達，大家總算又恢復好心情。牠的右耳被壓在一個籠子上，透過紗布，蚊子可以盡情吸牠的血。

送我回來的時候，卡巴特瑞內博士用手指著天空，空中有好幾千隻大鳥盤旋。

「您可以向牠們打個招呼……牠們是法國那些鸛鳥的親戚，禿鸛（marabout）。現在正是築巢期。牠們四處尋找築巢的材料。」

我則把占滿庭院的十幾輛車指給他看。好幾位修車工人和洗車工正忙著處理。

「我們也一樣，人類也有運輸工具。」我的新朋友說明：「車子的狀態不好，就不可能前往調查實地。這些汽車就是我們對抗病媒的媒介。加油！祝您跟瘧疾一切順利！」

稍後，我認識了菁英團隊中的菁英——醫學與昆蟲兼備——由效率極佳的使館首席顧問里歐奈・維尼亞克（Lionel Vignacq）和積極度毫不遜色、而且非常另類的大使史蒂芬妮・李沃阿勒（Stéphanie Rivoal）召集而成。這位女士原本任職……高盛集團（Goldman Sachs），後來在戰亂時期的達佛（Darfour）多次執行人道救援任務，然後接手領導非政府組織反飢餓行動（l'ONG Action contre la faim）。

在接下來的辯論中，我得到了以下訊息：

1）公眾衛生學校校長大衛・賽格瓦（David Sergawa）教授告訴我，跟我先前在基督教義中所學的相反，天堂和地獄其實是相連的。烏干達是一座天堂（水源＋陽光＋極為肥沃的土壤＝所有可能的植物類型＋所有生物都能在此生存，從病毒到大象，從有益的好病毒到致死的病毒）。所以這裡其實是一座可能變成地獄的天堂。生命沒有選擇；

2）醫學院院長摩塞斯・卡密亞（Moses Kamiya）教授告訴我，所有烏拉圭人總有一天會得到瘧疾，無一可倖免。您想想：一間房子裡，僅僅一間房子裡，就能藏有一萬隻蚊子。十年前，孩童感染惡性瘧原蟲的比例是百分之四十二。今天，這個比例仍高達百分之十九。無論我們再怎麼努力，當您知道，年紀愈小，抵抗力愈差，這個數字還是令人無法接受；

3）同樣這位教授也說，隨著（蚊子）對殺蟲劑和（寄生蟲）對藥物的抗藥性日益提升，情況愈來愈令人焦慮。目前，青蒿素（artémisinine）與其他分子的組合作用仍然有效。不過，一旦寄生蟲具適應力之後，會發生什麼事呢？最慘的混亂結果恐怕是柬埔寨（當地瘧疾算少見，但整個東部幾乎呈現全面抗藥的情況）加烏干達（到處都有瘧疾，但抗藥情形不太常見）；

4）衛生部抗瘧計畫的主持人吉米．歐皮苟（Jimmy Opigo）博士說，官方、醫生及醫療永遠無法面面俱到。個人和家庭應該負起責任。請他們將居家附近的孑孓窩清理乾淨，保持乾燥！並請他們別忘記固定使用浸過藥水的蚊帳！

5）從昆蟲學家喬思琳．阿圖海威（Jocelyn Atuhairwe）的發言，我也得知，如果要有效對抗瘧疾，就必須正視人類行為。在這樣一場作戰中，人文科學、社會學、宗教研究，可能比藥物的作用更具決定性。如果一個宿命論者認為所有疾病都是神的意志，如何能夠說動他參與抗瘧行動呢？

時候到了，我問出了盤旋心中已久的問題：

「各位，你們皆在前線作戰，每天面對瀕死的孩童，對於有一天——多半是很近的未來——想必能夠根除蚊子、而且花費不高的基因科技，各位持什麼樣的立場？」

不待久候，便有了答案。立刻回答，而且異口同聲。醫生和昆蟲學家口徑一致。控制疫情？可以，當然可以，我們都會盡全力！根除？絕不可能！永遠不會真的有這個可能，永遠不會有明確的可能。幸虧如此！沒有比摧毀一種生態系統更糟糕的危險了。每一位都侃侃而談，深入闡述自己的論點。我們會製造出許多怪物！還有那些操弄者，我不相信他們的承諾：無論他們怎麼說，問題出現就是出現了，我們永遠無法倒帶回去！至於病毒，如果牠們失去了對繁衍最有利的居所和習慣的移動方式，您認為牠們會留在那裡束手無策，就此消失嗎？您真的認為，從牠們存在以來，都不會去另尋住處，另覓運輸媒介？而要是牠們變得對我們更有害，更加有害得多，該怎麼辦？

# 一座名為茲卡的森林

一片田地邊上，有個男人在等我。應該說是一塊空地。這塊地的周圍，四面八方，都是正在建造的房子。我正準備離開，不過司機先生替我確認了：

「那人正是朱力烏斯—朱利安．魯特瓦馬博士（Lutwama Julius Julian），您約見的人就是他。他是一位非常重要的人物，流感警報計畫的主要整合總監！」（我猜這位司機跟我一樣，對疾病抱有極大的恐懼。在這個地方，他開車的方式很不尋常，我的意思是，很慢，更替我的猜測提供了充分理由）「而且，請看豎立在他旁邊的看板。」

我仍然半信半疑，讀著上面的文字：

茲卡森林

本土地屬烏干達病毒研究中心（UVRI）

恩德培市郵政第四十九號

電話：01432-720631

我始終不敢相信：傳說中那座森林，就是這裡？

在我的想像中，那是一個遺世蠻荒之地，需要走上不知幾個小時，直到精疲力盡才到得了的地方。然而，我似乎尚未離開坎帕拉。道路兩旁，沿途有數不盡的商家，也包含棺材店。一點也沒有即將進入原始森林的徵兆……竟位於最遼闊的幾座花園之間，草坪整理得像高爾夫球場，豪華無比的私人土地一片接著一片，而其中半數看來像是學校。我不敢想像學費有多貴！衛星導航顯示，不到二十公里，我們將進入另一座城，而那不是一座普通的城：那可是恩達培（Entebbé）！

茲卡森林發生了什麼事？難道變成了公園，供孩童遊玩的綠地，如同紐約的中央公園，巴黎的布洛涅森林，成了開發建商低價競爭的產品？我知道亞馬遜流域已被滲透蠶食，但不知道維多利亞大湖區這裡亦然。

我的失望之情約莫已溢於言表，因為好心的博士先生立刻安慰我：「我們終究搶救了二十八公頃！我向您保證，有二十八公頃的自然林地，研究還是可以繼續！」

他那張歐蕾咖啡色的臉對我露出微笑。在烏干達，人人面帶笑容，但是他，他不光只對你笑，還暗中觀察你。幾乎不錯過任何細節。畢竟，像我這種有病態好奇心的傢伙，就像一種病毒：不從我的星球取得養分，我就活不下去。

於是，他帶我走進樹叢中，向我證明林地依然存在，同時為我講述這座森林的歷史。

一切始於一九三二年。一場猛烈的黃熱病瘟疫蔓延非洲東部，當時，這塊地區隸屬英國管轄。美國洛克菲勒基金會（Rockefeller）決定出資支助，選擇了這座小森林作為研究的田野實地。這座森林位於維多利亞湖畔，距離當時的烏干達首都恩達培不遠，再「方便」也不過了。

茲卡森林開始進行常態調查：一、寄生蟲與病毒，二、接納並載運牠們的昆蟲，三、極不甘願收到牠們這份禮物的脊椎動物。這是世界上第一個實施這些調查的地方。換句話說，目的在於知道誰叮咬誰，在森林的哪個地方，幾點鐘出來叮咬，對公共衛生健康造成什麼影響。

用這樣的方式，此處開始研究小兒麻痺（poliomyélite）、嗜睡病、流感……然後，在一九四七年，發現了一種不知名病毒。牠應該以前就存在別的地方，但沒有人將牠編列入冊。人們用這座森林為牠起名，稱之為「茲卡」。茲卡的意思是「比別處長得更好、更快、更高」。別具意義的名字，不是嗎？可以形容森林，對病毒也說得通。

這座森林很快就占有不可或缺的地位。但是，您已經注意到了，它的位置太好，距離擴張出來的新城區太近。必須加以保護，以免落入貪婪的開發商之手。因此，烏干達病毒研究中心入主這座森林……

走著走著，我們來到一片林間空地，就在讓它成為傳說的那座鐵塔下方。凱杜古的研究人員就是以它為靈感來源。

「若想了解蚊子的行為，就必須知道不同種類的蚊子各在哪個高度叮咬。」

「但是這座塔超過樹木頂端了！」

「一百三十英尺，四十五公尺。樹冠裡不為人所熟知的種類最豐富，無處可比！您看見了，我們有三層平台，各在十公尺、二十公尺和四十公尺的高度。您想不想爬上去看看？」

我禮貌地拒絕了。深入非洲，來到這裡給蚊蟲傳染，我覺得自己已經夠勇敢，甚至夠笨了！

「在每一層的地方，我們的研究員捕捉飛到那個高度的蚊子。這些採樣被帶回我們的研究中心，進行辨識。我們也裝置獸籠，裡面的動物以猴子為主。當然，牠們會被叮咬。我們只要知道是被哪種蚊子叮，哪種蚊子帶有哪種病毒。而我們很驕傲的是：發現了二十二個新種類。」

我開口表達敬佩之情。但很快就被博士潑了盆冷水：

「您知道牠們的種類有多少嗎？」

我坦承並不知道。

「……根據跨國計畫Predict[9]的資料顯示，共有一百二十萬種，而這些還只是蟲媒病毒！我們這座森林最近一次的貢獻是伊波拉病毒方面的研究。在下一場瘟疫來臨之前……關於每一個生物角色之間的關連，還有太多事情尚待發現！」

一聲驚聲尖叫，他中斷了講解。我們剛走到了森林盡頭。正下方，一大片沼澤鋪展

9　美國加州大學（University of California）研究團隊領導的全球合作組織，於二〇一八年啟動全球病毒體計畫（Global Virome Project），期望找到這些難以捉摸的人畜共通病毒，並且提出對抗它們的方法，該論文刊登於《Science》期刊中。

開來，那是維多利亞湖抽乾了一半的湖灣之一。但是，離我們較近的地方，兩座新鮮的樹幹說明有人剛來砍樹，盜伐他們的森林。

「即使面積這麼小，但您要怎麼監控呢？我們全部的守衛資源就只有一戶人家。請向前靠近一點。您看到了嗎？遠方的天際線上，那條灰色的線？那是剛開始建造的新高速公路。路線將穿越沼澤。政府應該要明白我們的研究有多麼重要。一直不斷地建設，這麼下去，人類將與大自然面對面。到了那個時候，還是能知道大自然如何運作比較好！」

於是我提起森林邊緣正在興建的兩棟房子，就在引起我高度好奇的那塊告示牌旁邊。

「我已經知會過屋主們。我寧願不知道他們的土地是跟誰買的。想必是政府官員的親友。在烏干達，我們沒有真正的地籍制度。那些新來的人，我已經警告過他們：小心！你們的房子蓋得離森林太近，這個保留區裡的小動物不見得很友善。那些屋主聳聳肩說：

「我們需要錢。如果我們被蚊子咬到受不了，就會把房子賣掉。賣給不知道蚊子厲害的人。」

# 六、一隻病毒的偉大旅程

## 全球化的病毒

這幾十年來，茲卡病毒已逐漸被淡忘。應該有無數人被感染，但醫生們對高燒、疲累、頭痛一點也不感興趣。在熱帶國家，這些症狀太普遍常見。病因可以有太多種……而且，由於，一般而言，病人很快就好了，也沒有後遺症，為什麼還要費心？

這隻非常低調的茲卡病毒在二〇〇七年重新造成話題。它離開了非洲深處的森林，抵達……玻里尼西亞的雅浦島（îles de Yap）。當地爆發一場瘟疫。疫情獲得關注並非因為病情嚴重，而是因為感染蔓延的規模：島上四分之三的居民都得到了。

在潟湖邊上感覺舒服，也非常喜歡棕櫚樹，茲卡病毒還繼續從太平洋中心小島往東南方推進，在二〇一三年十月份，抵達法屬玻里尼西亞：大溪地、茉莉島（Moorea）、馬克薩斯群島（l'archipel des Marquises）。

突然間，好幾百個人找當地醫生就診，都是為了同樣的皮疹、高燒、恐怖的疲累感。登革熱再次爆發了嗎？醫生開了抽血檢驗單。有一種病毒被鎖定，辨識出來的結果像是那已被淡忘的久遠淵源：茲卡。所有人都得病，但沒有人擔心：不舒服幾天後，就能重新開始工作，回到海灘，或隨時變換這兩項活動。

二〇一三年底，重大的警報響起：嚴重的神經症狀愈來愈多。四個月內，醫生們診斷出四十二起漸進麻痺的病例（格巴二氏症候群）。

茲卡繼續牠的航海之旅。

很快地，太平洋海域到處都出現牠的蹤影：新幾內亞、復活島……

不過，要等到牠踏上拉丁美洲，人們才開始重視牠所帶來的危害。從二〇一五年五月開始，巴西發生將近兩百萬起疑似病例。

而且，特別的是，人們發現，茲卡是造成小頭畸形（microcéphalie）的主因，也就是所謂的小頭症。[10]嬰孩出生時，頭顱尺寸異常縮小：當孕婦得到茲卡，病毒可能阻礙胎兒的腦部發展。

這種恐怖的感染病例將近五千例，從貝倫（Belém）到阿雷格里港（Porto Alegre）、從聖保羅（São Paulo）到里約（Rio），都有紀錄。聽到這些非常不好的消息，法屬玻里尼西亞的醫生們重新回顧本地的統計，發現：從二〇一四年年底開始，新生兒頭顱畸形的人數的確增加了。巴西的數據龐大得多，因此能建立這個症狀與茲卡的相關性。

趁著這段期間，茲卡病毒已往北竄：圭亞那受到波及，哥倫比亞也是。然後牠去加勒比海、馬丁尼克（Martinique）、瓜德洛普（Guadeloupe）、多明尼加共和國、海地繞了一圈……每個月都有新的進展。宏都拉斯、薩爾瓦多、瓜地馬拉、墨西哥……美國。

一如黑死病那個被詛咒的時代，無助的人民百姓，眼睜睜地看著瘟疫蔓延。再也沒有任何領土能置身事外。面對這類侵略，士兵、關卡、高聳的鐵網、水泥牆、國土疆界……能有什麼用？

只需如此微小的蟲子，便能將我們這個世界的疾病**全球化**。而這場全球化行動的主

---

10 原註：茲卡與小頭症之間的關係是阿諾・蒙塔內（Arnaud Fontanet）的研究團隊發表於醫學期刊 *The Lancet*，二〇一六年三月十五日發行。

要角色是誰？很顯然地，是那些載著最危險的病毒四處走透透的蚊子：斑蚊——埃及斑蚊或白線斑蚊。

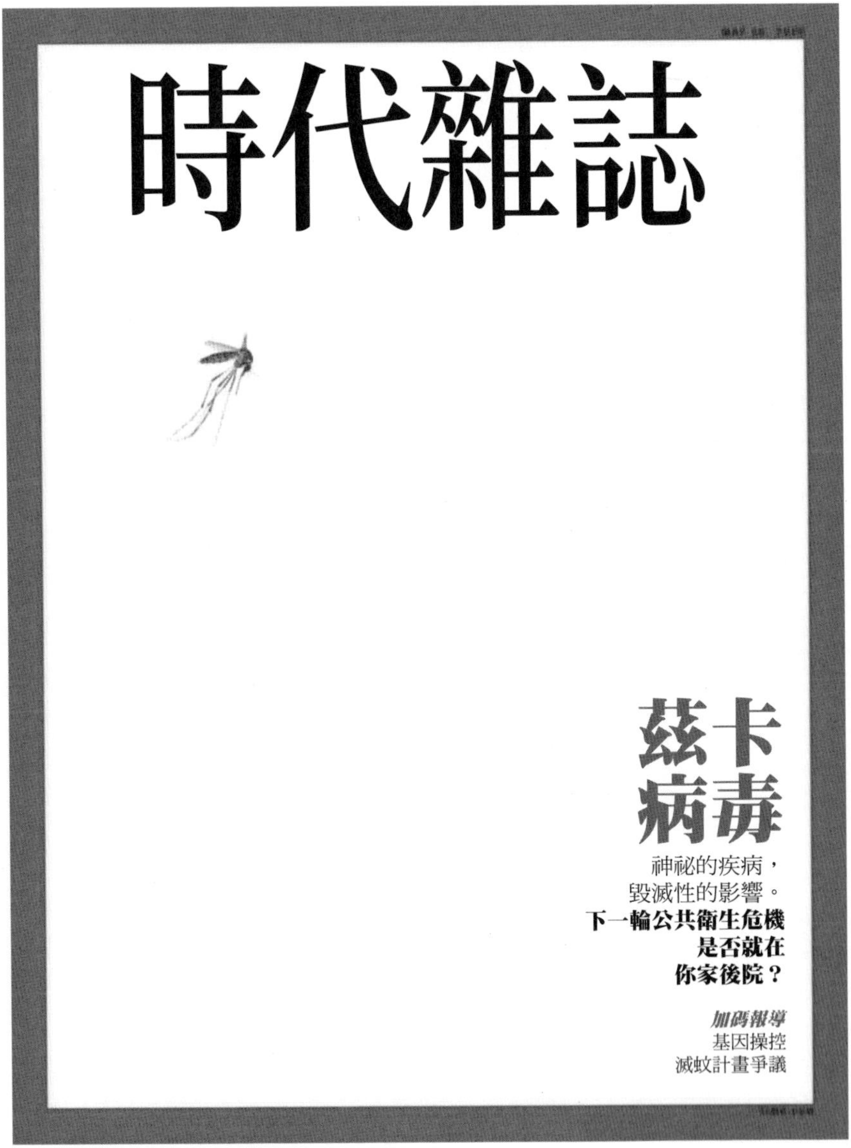

# 時代雜誌

**茲卡病毒**

神祕的疾病，
毀滅性的影響。
**下一輪公共衛生危機**
**是否就在**
**你家後院？**

***加碼報導***
基因操控
滅蚊計畫爭議

## 向旅蚊討回公道！

一如全球所有媒體（包括我們法國的《世界報》），美國的《時代雜誌》封面獻給了茲卡病毒（二〇一六年五月十六日）。

文章中有一項數字讓讀者們特別震驚：四千萬。四千萬美洲居民每年在一個有茲卡疫情的國家旅行。四千萬人！而其中，很可能有五十萬名孕婦。果然不出所料，這個數字令人不寒而慄。

但如果這株病毒也出現在美國，並在當地生根呢？連旅行都不必，就會受到感染……

## 小心虎蚊出沒！

若說病毒，特別是茲卡病毒，能這樣縱行天下，主要是因為牠們比誰都有本事，找到了最好的交通工具：被牠們寄生的動物。

其中包括虎蚊。

虎蚊很美。這個稱呼來自牠黑色前胸上的白色斑紋。

「虎」是一個暱稱，可別常對合法擁有這個名字的貓科動物提起：牠心裡可能會留下陰影。畢竟，這裡說的那種昆蟲十分微小，學名其實是覆蚊亞屬白線斑蚊（Aedes Stegomyia albopictus），屬於蚊科（蚊科、家蚊亞科、黑斑蚊屬、覆蚊亞屬）。

虎蚊很摩登。

牠喜歡城市勝過鄉村。而且，牠跟其他同類不一樣，不在夜裡叮咬，不想破壞自己的睡眠，也不想在白天太忙碌，喜歡把攻擊砲火集中在清晨或黃昏。

虎蚊繁殖力強大：每三到四天的產卵量達七十個以上。

雌虎蚊（幾乎）都能活得很久，儘管牠的生命長短取決於環境溫度：二十五度時可活二十九天，三十度時可活三十二天。

所以不必訝異到處都發現虎蚊的蹤跡。牠已經活在法國大多數省份。隨著氣溫暖化，歐洲沒有任何地區能迴避逃離。

虎蚊總跟我們作對。

牠會吸狗的血、老鼠的血、山羊的血，但最愛吸我們的血。

虎蚊很危險。

在熱帶地區，牠可能帶有並傳染三十多種不同的病毒。在氣候較溫和的國家，**目前**，牠只傳播登革熱和屈公熱。

虎蚊愛好旅行。

牠來自亞洲，想必源自中國南方、越南和柬埔寨的竹林。但是，從一九七九年開始，牠登陸歐洲，確切地說，在阿爾巴尼亞上岸。選擇這個地點的原因只令人更加擔心。難道虎蚊是共產黨間諜？牠會不會接到祕密任務，趁著氣溫暖化剛出現徵兆，便再度點燃冷戰戰火？別忘了，在當初那個時代，這個地中海小國，仍堅持毛主義路線，還有一位「大舵手」恩維・霍查（Enver Hodja）實施鐵腕統治。

一旦重新掌權，虎蚊便向自由世界發動攻擊。

從一九八五年開始，美國本土即有牠出現的紀錄。以美國為基地，牠可以取道墨西哥、瓜地馬拉、宏都拉斯、巴拿馬等地，輕鬆占領整個美洲大陸……

不到一年的時間，牠抵達巴西，接著是阿根廷……

拿下這些領土之後，第二波攻擊朝歐洲來勢洶洶：從義大利開始（一九九〇年代初期），然後是西班牙，終於到了法國。

虎蚊是一個狡猾的旅行家。

為從一地移往另一地，牠變換各種工具。搭船，搭飛機，這有什麼問題？但是，牠口袋裡的招數不只一種，比方說，廢輪胎倉庫。輪胎上總是滯留水痕，幾乎不可能清除。哪裡還能找到這麼好的產卵地點？何況，虎蚊的卵，跟所有斑蚊一樣，都有一層甲殼素構成的外殼包覆：甲殼素是一種防水材質，堅固又有韌性。這層殼保護蚊卵不致乾燥失水，所以能夠安心等待幾個月孵化，破殼而出。

## 在這一切之中，性的影響是？

有個問題揮之不去，卻沒有人敢真的提出來，因為回答實在太令人焦慮不安。我們一致同意：一般來說，傳播病毒的是蚊子，是那些可惡的斑蚊，特別是那些極度有害的埃及斑蚊。

但是，一個茲卡病毒的人類帶原者，有沒有可能直接傳染給另一個人？換句話說，說得白一點：有沒有可能透過性愛途徑傳染？

如果答案是肯定的，除了讓人想起仍十分難以擺脫的煩憂之外，可能還會加深恐懼。

在法文中，茲卡（Zika）和愛滋（Sida）兩個字，無論是發音聽起來或書寫看起來，都頗為相近。說出其中一項，免不了令人想起另外一項。

壞消息：這種傳染可能已被證實。在大溪地，一個男子的精液中發現了茲卡病毒。而實驗證明顯示，牠能在精液中存活六個月以上。值得一提的是，柬埔寨的健康部長建議，從一個茲卡病毒猖獗的國家（泰國、越南）回國後，一定要戴保險套，不然就……禁欲六個月。

## 七、我們這些溫帶國家是否受到威脅？

阿爾馮斯・都德（Alphonse Daudet）屬於那種現在只在小學才會讀到的作家之一。由於他們的作品被列入「教材」，所以一定得讀，若非如此，我們永遠不會想到要去翻開一本書名這麼蠢的讀物：《磨坊信札》。

若說塞甘先生（monsieur Seguin）或庫庫尼昂神父（curé de Cucugnan）[11]的羊永遠存在我們的記憶中，誰曾想過要繼續讀都德，甚至讀到他那篇描述卡馬格歲月的精采故事？十二個月中有九個月是天堂。而當蚊子和牠們所散播的熱病爆發，夏天成了地獄。

**守望**！多麼美妙的名稱啊！用來說潛伏，獵人埋伏伺機而動，還有那些不明確的時光，日與夜之間，一切等待，**守望**，猶豫。太陽即將升起之前，清晨的潛伏；

11 塞甘先生和庫庫尼昂神父都是《磨坊信札》裡的人物。

黃昏時分，晚上的潛伏。我喜歡的是後者，尤其是在這些水鄉澤國。潟湖裡的水保持太久光亮。【……】我徒步去潛伏，穿著長筒大皮靴，在泥濘中蹚水而行。我走得很慢，很小心，就怕摔了一身泥。我撥開充滿鹹腥味和到處有青蛙亂跳的蘆葦叢……

終於，一座檉柳林小島，一個地面乾燥的角落，我在那兒住了下來。警衛對我客氣，把他的狗留下來陪我：那是一隻庇里牛斯大山犬，一身濃密的白毛，一流的獵犬和捕魚好手。有牠在，我反而有點惶恐。當一隻紅冠水雞來到我的射程之內，牠往後一跳，便用一種諷刺神情看我，像藝術家那樣甩一下頭，兩隻軟綿綿的長耳朵垂在眼前。然後牠蹲坐下來，用力甩著尾巴，一臉不耐煩的樣子，像是在對我說：

「開槍……快發射！」

我開槍，沒打中。於是，牠整個身體趴下，打起呵欠，懶洋洋地拉筋，洩氣，粗魯無禮……

好吧！對，我承認，我不是一個好獵人。潛伏守望，對我來說，是光線減弱，躲進水中，亮晶晶的池塘，將傍晚天空的灰暗色調磨成細碎銀光的那個時刻。我喜歡水的這種味道，在蘆葦叢中與昆蟲擦身而過的神祕感，長長的樹葉摩挲發出的低語呢喃。【……】

就在我們家附近，從小木屋算起差不多一支獵槍的射程距離，有另一棟相似的小木屋，但更純樸些。那裡住著我們的警衛，他的妻子，以及兩個年紀較大的孩子：女兒負責男人們的三餐，修補漁網；兒子幫忙父親收網，監控各池塘的門板（閥門）。另外兩個年紀較小的孩子住在阿爾勒的奶奶家，會一直待到學會認字，參加**好日子**（初領聖體）為止。因為，這裡離教堂和學校太遠，而且卡馬格的空氣對這麼小的孩子一點也沒有好處。事實上，一到夏天，由於沼澤乾涸，高溫之下，運河裡的白泥被曬裂開來，小島並不真的適合居住。

八月份來獵幼鴨的時候，我見過一次這種景象。我永遠不會忘記這片灼熱之地淒慘凶殘的模樣。無論到哪裡，每一座池塘都在大太陽下冒著煙，彷彿一個個大水盆。池底還殘存一些生命活躍，蠑螈、蜘蛛、水蠅攢動，尋找潮濕的角落。那時有種瘟疫蔓延的感覺，一股瘴癘之氣沉沉瀰漫，愈來愈濃，還有數不清的蚊子如漩渦飛舞。守衛家裡，所有人都打擺子，所有人都發高燒，這些可憐人的模樣令人鼻酸：那一張張蠟黃的臉，疲憊消瘦、眼眶發黑，眼睛瞪得老大，苟延殘喘。整整三個月，烈日無情，將高燒病患曬得滾燙，他們卻絲毫感受不到溫暖……卡馬格狩獵警衛悲哀又辛苦的人生啊！

我們並未進入熱帶地區，不是在奧利諾科河（Orénoque）或湄公河的三角洲，而是在我們溫和宜人的法國，馬賽近在咫尺。

「氣候紊亂」並不能被視為主因，因為都德在一八六〇年左右所描寫的環境衛生慘狀始終存在。也就是說，由蚊子帶來的疾病不見得總來自遠方，也不是今天才出現。

要惹火卡馬格的朋友，讓自己絕對永遠不會再被邀請，最好、最可靠、最乾脆也最確切的辦法，就是慢慢說出這兩個字：「蚊—子」。

「蚊子，但您在哪裡看到蚊子了？」當地的主人或女主人嘟囔，忘了每扇窗外加裝的細紗窗。

這就好像，在我布列塔尼北部的老家，哪位朋友膽敢大驚小怪說天氣不好，會被回嗆：「你說什麼？你沒注意到今天早上天空是晴朗的嗎？」那個少一根筋，而且還失禮粗魯的傢伙，會永遠被我們迷人的海岸驅逐出境。

關於地理，跟愛情一樣，凡事都要全面接受才行。

## 然後呢？

蚊子在哪裡？

無所不在！

蚊子能克服所有距離，適應任何氣溫，逐漸占據我們星球的每個大小角落，連極地也不放過。

直到現代時期，有兩大類斑蚊從未出現交集，各在自己的大陸上生活。

－埃及斑蚊，一如名字所指，生存在非洲。

－白線斑紋生活在亞洲。

然後人類開始大量旅行。我們的「全球化」展開了。蚊子的全球化也不落人後，隨之而來。

埃及斑蚊所展現的例子是遠渡大西洋，想必是跟著載運黑人奴隸的船隻上岸。

別忘了，蚊子的生命不長，不超過一個月。要抵達大洋對岸，需要好幾個星期。牠們怎麼能戰勝這段漫長的遷移倖存下來？

兩種可能的解釋。

第一種我們都知道：蚊卵擁有特殊能力，即使乾燥離水，也能維生一整年，一旦有一點濕氣水分，就能重新活過來。

第二種解釋成立的可能性也很大：在船上，蚊子有足夠的食物。雌蚊伸出吻突就能取得需要的血，水手的血，用來提供蚊卵養分。這些蚊卵在甲板上的儲水槽裡找到最理想的環境，得以變成孑孓。因此，在整段渡海期間，完全的變態可以順利進行。

值得注意的是，牠們身上所帶的寄生蟲在不知不覺中也參與了這些長途跋涉的大旅行。一隻寄生蟲在宿主身上所占享的好處不僅是住所和食物，還暗中搭了便車。

上岸後進駐北美的棉花田、加勒比海和巴西的甘蔗田，埃及斑蚊適應了各種不同的環境。很久之後，白線斑蚊也離開了土生土長的亞洲，大約是一九八〇年左右，某個廢輪胎貨櫃重新出現在美國南部、德州或新墨西哥州的某個地方。

您憑什麼以為白線斑蚊不會在哪天回到亞洲？

您憑什麼以為牠會對亞洲各大城所構成的巨大食物櫃不屑一顧？

這麼說來，您憑什麼以為斑蚊所載運的病毒會繼續避開亞洲？

您好，東亞地區的黃熱病！

還有，親愛的茲卡，您已經來到印度啦？不久後就會抵達中國！而且，當然，還會去歐洲，從二〇一五年開始，那裡就經常出現您的身影！

顯然，斑蚊就是人類的分身、影子、完美模仿者。

我們地球的每一次重大演化，斑蚊都在場。

人類啊！你們已經全球化了嗎？沒問題，斑蚊回答。跟你們一樣，我也會坐船搭飛機。

人類啊！你們決定要都市化？真是好主意！斑蚊掩不住喜悅的心情。原本，我們從來不敢夢想這樣的天堂，不敢奢望把這麼多鮮血大餐集中在同一個地方！

我們的活動造成氣候暖化？再次感謝，斑蚊說。我們不敢相信老天爺如此的恩賜。別忘了，我們蚊子可是來自熱帶地區的孩子。而且，我們不只喜歡高溫，也愛潮濕。所以，親愛的人類，如果你們的地球整個變成熱帶氣候，我們就會無所不在，你家就是我家。想不到吧？許久以來，縈繞在我們的雌蚊腦中揮之不去的妄想，就是去叮咬因紐特愛斯基摩人、切爾克斯人或巴塔哥尼亞人，只是想換換一成不變的口味。

# 第三部

# 如何擺脫牠們？

蚊子全球化這場入侵使愈來愈多疾病四處散播，我們不得不應變。

如今這個時代，不再是地球的半邊氣候溫和，可以平安無事，雖感抱歉，但不必擔心自己的安危；蚊子在另外半邊肆虐——同樣這顆星球上，貧窮又炎熱的那半邊。

抗蚊之戰分四個階段展開：

- 病患出現時，必須治療。
- 被叮咬之後，為了避免疫情擴張，必須為人類施打疫苗，也必須為蚊子接種疫苗。
- 最好的辦法是避免被叮咬，並防止蚊子靠近。
- 如果，一次解決所有有害的種類，我們就能一勞永逸，從此擺脫牠們了嗎？不久後，由於基因驅動工程的進步，這件事或有可能，但實現迅速根除蚊子的夢想之後，難道不會付出昂貴的代價，招致未來的噩夢？

# 一、治療

## 耶穌會教士的藥粉

傳說中，欽瓊伯爵夫人（comtesse Chinchón），秘魯親王的配偶，深受間歇性的猛烈高燒折磨，沒有任何方法能減輕她的痛苦。有一天，一名奎楚亞族印第安人（quechua）建議她咀嚼某種樹的樹皮。結果病人痊癒了。金雞納樹（quinquina）的盛名於是傳開（學名Cinchona officinalis，藉以紀念伯爵夫人）。

在哥倫布幾次航海之後被西班牙人占領的這片新大陸上，利馬的聖保羅教團（collège Saint-Paul de Lima）成為耶穌會的基地。

上百名耶穌會教士在那裡講課，同時也負責各種科學工作，包括建立當地植物清單及植物的藥性療效。這些早期民族植物學者中的靈魂人物是一位義大利人，雖身為牧師，但受的是藥師教育：阿格斯蒂諾．薩魯姆布里諾（Agostino Salumbrino）。他在秘魯待了將近四十年，盡可能採集了所有品種，種植在修道院的庭園裡，以便盡情研究各種草木的藥效。

欽瓊伯爵夫人所咀嚼的樹皮療效得到證實。

羅馬的居民也一樣，每年夏天，都受熱病頑疾之苦，何不讓他們也受惠？一名教士負責將這項藥品帶回羅馬，發揮了奇蹟般的功效。一六七二年，路易十四的一個兒子因此痊癒，更讓安地斯山區的藥物聲名大噪。

不久後，整個歐洲的話題只圍繞著「耶穌會教士藥粉」打轉。善心的神父們於是領悟到，從這項新發現上面，他們可以得到多少好處，特別是金錢上的效益。

整整一百年間，耶穌會教士獨掌整條產業鏈：計畫性種植、監控收成、消滅走私途徑、自行分配產品。沒有一位耶穌會教士從拉丁美洲回來時不帶著滿口袋的藥粉。一回到歐洲之後，佈道團、修道院、教團等網絡便負責銷售。

這項成功的事業引起清教徒不滿：一定要夠天真無知（換句話說，天主教徒），才會相信羅耀拉[1]信徒的詐騙新手法！

一七七三年，耶穌會教士被教宗克萊芒十四世禁止販售藥粉之後，這項產業由其他組織接手，其中包括一家荷蘭公司。於是其他領土也成了開墾地，因為起源地區（秘魯、玻利維亞、厄瓜多爾）的金雞納樹已被消耗殆盡。整個地球都在培育這種樹：非洲、印度、高加索山區、印尼……它的需求量愈來愈大。

直到一八二〇年，兩位法國化學家，喬瑟夫·佩特提耶（Joseph Pelletier）和喬瑟夫·卡馮圖（Joseph Caventou），成功萃取出兩種生物鹼，也就是這種樹皮的主要作用成分。他們將這兩種鹼分別命名為奎寧（quinine）和辛可寧（cinchonine），參考著名的伯爵夫人傳說。

從此以後，各家藥廠實驗室占用配方，利用他們的研究成果大賺了一筆（費城的Rosengarten & Sons、Sappington……）。

化學製品取代了天然藥物。薩魯姆布里諾神父的庭園只成追憶。不過，他開創研究方法，民族藥用植物學（ethnopharmacologie）如今比以往更加活躍，而且更有其必要。

1　聖依納爵·羅耀拉（San Ignacio de Loyola，一四九一年—一五五六年），西班牙人，耶穌會創始人，羅馬公教聖人之一。他在羅馬公教會內進行改革，以對抗由馬丁·路德等人所領導的宗教改革。

## 胡志明、毛澤東和屠呦呦女士

所謂戰爭是一種瘋狂的殺戮行徑，總是促成外科手術和醫藥上的進步。士兵的健康被照顧得愈好，就能叫他們殺更多人。

讓我們回到一九六〇年和一九七〇年代。

為了試圖阻止北越軍隊往南推進，美國空軍到處轟炸。想要避開槍林彈雨，只有一個方法：挖掘地下通道網。

武元甲大將（généralissime Giáp）事前沒有想到這些鼴鼠工程會造成什麼反效果。雨水滲入土中，擴散到地下深處。真是天上掉下來的禮物，瘧蚊興高采烈地住了進來。結果，很快地，死於瘧疾的越南人比死於敵軍砲火的數量還多。

胡志明向毛澤東求援，結盟對抗美國。他們實施了一項祕密計畫，以「五二三項目」（一九六七年五月二十三日）這個代號命名。大舵手毛澤東一聲令下，幾百名科學家投入浩大的藥草盤點工程，研究之中也參考了大量相關文獻。在中國，幾千年以來，植物的功效早已眾所皆知。於是，在有位叫葛洪的人於西元三世紀所著的《肘後備急方》中，發現了一帖抗瘧疾藥方。書中指出，將一種名為青蒿的葉子放進清水中浸泡一夜，隔天早晨飲下，可以退燒。

所謂青蒿就是黃花蒿（Artemisia annua），屬於豚草（ambroisie）的一種，可以提煉出苦艾酒（Absinthe）。這種酒在十九世紀盛極一時（毀譽參半）。左拉在《小酒館》（*L'Assommoir*）中曾加以描述。

中國中醫科學院隱身北京市中心，別是一番天地，位於東直門南小街十六號（也就是說，大約在二環和三環之間）。屠呦呦女士的實驗室在中央大樓右手邊的一棟小樓裡（容我提醒，中文裡，屠是姓氏，寫在前面）。這位偉大的女性剛好出國了，接見我們的是她的一位助理，姜廷良教授（八十三歲）。是他為我們講述了這個傳奇故事。

時光倒回一九六〇年。毛澤東委派的科學家們進度停滯不前。第一個階段已經達成，確認了青蒿的藥效。現在必須從中萃取出主要作用物質。後來才知道，當初遇上了兩個障礙。首先，當時所依循的是比較常見的方法，也就是煎煮法。萃取物的成效迅速即時且十分猛烈，殺死了……主要作用物質。第二個原因是，為圖方便，他們用的是長在北京附近的植物，然橘逾淮而為枳，北方的大姊跟南方姑娘的特質並不相同。

越南盟軍繼續大量死亡，面對緊急的事況，中國當權者把這個任務交給一位年輕傑出的藥學系畢業生，她的專長是傳統中醫。她想到了將植物搗碎，而非煮沸（當然，這是我概略簡要的說法）：最重要的是，不讓過高的溫度蒸發珍貴的「主要作用物」。這項珍貴物質終於在一九七二年被提煉出來。那是一種無色的結晶體（專家術語：C15H225O15），幾乎立即顯現奇蹟般的成效。它馬上讓瘧疾患者退燒，並消滅了血液中大部分的瘧原蟲。這個物質被命名為青蒿素，「素」在中文的意思是「基本元素」（或主要作用物）。青蒿素（Artémisinine）於焉問世。

從此之後，屠女士及其團隊的論文屢獲發表得獎，直到最高榮譽，但姍姍來遲的諾貝爾獎，竟等了不下四十三年（二〇一五年）！這個獎項讓華人特別感動，因為它褒揚的是中國的科學觀念：溫故而知新，學無止境。

實驗室的研究工作仍秉持這個精神進行，懷抱同樣的熱忱。他們的首要考量是找到降低這項藥物成本的方法，以便將使用範圍擴大到疫情最嚴重的國家，尤其是非洲。第二項研究主軸則訂在更深入了解這種植物對各種瘧疾病媒的作用機制。少了這些知識，如何能改善藥效呢？更重要的是，又如何能阻擋可預見且已經形成的抗藥性災難？

不敢輕忽武元甲大將的戰略天賦，也沒忘記他的兵將多麼勇敢堅毅，但是，一九七五年四月三日攻陷西貢，這場最終的勝利，這小小的青蒿功不可沒。

讓地球擺脫瘧疾的終極藥方真的找到了嗎？

生命不相信奇蹟，尤其是永遠確定的奇蹟。

一方面，隨著植物品種、氣候及地理條件、栽培和收成方式之不同，青蒿素的作用力落差很大……

如何保障規律的品質？

另一方面，寄生蟲已開始適應這個新敵人。不久後，牠們就能加以抵抗，就像氯化奎寧（chloroquine）已不被看在眼裡一樣。

永遠沒有不變的成果。

屠呦呦女士是研究這場永恆之戰的最佳寫照，無人能出其右。

## 剽竊自然？

類似青蒿的例子，「發現」植物的功效，這件事掀起「擁有權」這個棘手的問題。大自然是誰的？從最早開始就居住在此，並了解當地資源的「原住民」？抑或是從外地到這裡來探索本地花草，並建立清單，記錄所有可能應用方式的「研究學者」？

另一個問題，同樣尷尬：所謂「原住民族」是什麼？既然「發現」已經存在之事物，嚴格來說，並非「發明」。具有哪樣的「改善」效果才能使一項「生物」專利得到承認？非但不踩剎車，反而要支援清點大自然所有資源，該怎麼做？

在很長一段時間中，掠奪即是王道。

只要來到遙遠的國度即可。聽老人講述。然後再回來，不聲不響地，在聽來的藥典上加一張專利證書。這樣的例子不勝枚舉。洛桑大學（université de Lausanne）就用這種方式，為自己取得一項專利，認證辛巴威一種樹木抗真菌的功效。無論是這個國家的政府，或哈雷拉（Harare）的大學，事先都不知情！那是一種仙人掌類（「蝴蝶亞」，hoodia）。古早以前，南非的一支民族，桑人（Sans），即已認識這種植物，知道它有抑制飢餓和飢渴的特性。使用它們的人有什麼權利？憑什麼把讓大家認識它們的民族拋諸腦後？

二〇一〇年值得被記上一筆。

那一年，生物多樣性公約締約國大會在名古屋舉行。「國際社會」（communauté internationale）這個說法並不適切，但已約定成俗；他們開始意識到，幾千個品種，不分動物或植物，加速滅絕。同時，由各非政府組織——其中位居第一線的即是丹妮爾—密特朗自由法國基金會（Fondation Danielle-Mitterrand – France Libertés）——所援助的「原住民族」，不再接受自身權益總是被外人剝奪。這兩項因素互有關連。正如聯合國原住民人權觀察特派員維多利亞．陶利—科普茲（Victoria Tauli-Corpuz）所提醒的，原住民占有世界百分之二十二的土地，而百分之八十的生物多樣性都發生在這些領土上！因此，名古屋的會議上制訂了一項協議，杜絕生物剽竊行為（biopiraterie）。另一個好消息是，三年後，這項協議得到五十多個國家認可。所以，從二〇一四年起，這項協議開始生效。漸漸地，權責愈來愈精細，原則愈來愈具體，各種劃分模式得以實施。例如資源取得與利益分享制度（accès et partage des avantages, APA）。史上第一次，終於有個縮寫代號是能一眼看穿的！

各非政府組織認為這樣的進展仍不完善，太過緩慢，於是繼續施壓。丹妮爾—密特朗基金會依然不改本色，發起一項活動對抗隸屬國家組織的法國發展研究院。後者被控其名下一項專利研究取自圭亞那原生灌木，蘇利南苦木（Quassia amara）的分子。當地居民已知這種植物具有殺蟲和抗瘧特性。法國發展研究院的辯護強調定義上的模糊，特別是「原住民」的定義；此外也指出國際競爭激烈，造成瘋狂搶申專利的必要。發展研究院的院長並藉此機會再次聲明其「分享意願」。大家都知道這所國立機構的傳統及行事品格，誰會去刻意質疑？

針對這個議題和圭亞那的大自然寶藏，如果您想知道更多，請連絡香塔爾．貝特洛女士（Chantal Berthelot），這位代表來自這個傳奇地區的第二大區。這個亞馬遜流域的珍寶之地，絕非巴西所能壟斷獨占。

## 研發中的藥物

一旦被雌蚊夫人的唾液傳染後，該如何對抗其中的寄生蟲？想必您已經注意到了：本書不是一本醫學指南，也不是寄生蟲學教材。我廣納各種參考書目，包括堅提里尼教授那套必讀全集[2]。我們的野心卑微得多：生命註定是一場悲喜劇，我們想敘述某些主角聰明狡猾的行為。

舉例而言，瘧疾。

瘧原蟲進入我們人體之後，便在肝細胞內落腳。牠在那裡過得非常舒服，於是開始繁殖。肝細胞受不了如此急劇的侵略，最終爆裂。寄生蟲跑進血液，圍攻紅血球，用血

---

2 原註：馬克・堅提里尼（Marc Gentilini）指導、艾力克・寇姆（Eric Caumes）、馬當・丹尼斯（Martin Danis）、皮耶・貝格（Pierre Bégué）合著，《熱帶醫學》（*Médecine tropicale*），巴黎：Lavoisier 出版社，二〇一六年。

紅素填飽肚子。

消化血紅素的過程中會釋放一種毒性很強的毒素，集中在寄生蟲的「胃部」。這對瘧原蟲來說並不造成傷害，牠能在劇毒發作之前就加以中和去除。

金雞納樹提煉出的藥物，例如氯喹（nivaquine），可以趁這個時機介入。氯喹也進入寄生蟲的「胃部」，在那裡「抑制抑制劑的作用」。換個方式說，它阻止寄生蟲抵抗毒性的能力。

失去了這項武器，寄生蟲死亡。

人類以為打贏了這場仗。

其實小看了敵人的頑強。

寄生蟲太喜歡血紅素，不會不戰而降。

一代又一代，演變再演變，牠們創造出一種新的基因，能夠在第一時間驅除氯喹。寄生蟲再次對血紅素鯨吞蠶食，不必忌憚任何副作用。

多虧另一種藥物——也發源於傳統醫學的青蒿素，我們有另一種作用模式。這種藥由中國籍的諾貝爾獎得主屠呦呦女士發現。

血紅素仍是問題核心。被寄生蟲吸收之後，它會釋放鐵質。遭遇青蒿素時，這些鐵質會涉入製造自由基的化學反應。這些強大的氧化劑能瓦解寄生蟲的薄膜。率先受到影響的即是胃部的薄膜組織（科學術語：「食胞」，vacuole digestive）；接著是粒線體（mitochondrie）的薄膜（在細胞中，粒線體是製造能量的工廠）。最後，細胞核薄膜（細胞核內有DNA）。寄生蟲很快就奄奄一息。

再一次，寄生蟲展開反擊。特別是在柬埔寨、緬甸、越南等地……牠們又創造了一種基因，在血紅素被寄生蟲消化時，阻擋青蒿素和鐵質交互作用。自由基和氧化作用成為過去式。薄膜得以安然存活，寄生蟲亦然。

另外有些藥物會利用阻止細胞核分裂的方式來阻礙寄生蟲繁殖。

還有一些藥物則攻擊DNA中的基因序列製造。當這項序列無法再被複製，寄生蟲的繁殖力就被中止。

至於抗生素，這類藥物則盡可能地禁止寄生蟲製造牠們所需的蛋白質。

別以為我們的研究人員在鬼混，他們也並沒有就此灰心。
他們毫不鬆懈，從各種角度，不放過任何發展階段，攻擊寄生蟲。
而且不斷發明重創敵人的武器。
所以，一次又一次，我們總相信找到了決定性的奇蹟藥方。
但是，一次又一次，寄生蟲總能找到抵禦的招式。
因為牠們的求生意志遠高於我們。
於是，這些蟲子給人的形象是：天生強大的適應能力大幅彌補了生命短暫之憾。

## 柬埔寨，最強抗藥性世界冠軍

是什麼原因讓柬埔寨坐上「藥物最無效」這個悲哀的世界寶座？關於細菌對抗生素產生抗藥性的原因，很容易解釋：不合理的習慣。在這個國家，抗生素可以自由販賣，完全不需要醫生開立處方。無論是誰，只要覺得身體不舒服，都能走進藥局買藥，只要買得起，想買多少就買多少。只要藥吃完了，或者覺得身體好多了，就停止治療。對細菌來說，最有助於鍛鍊抗藥性的，莫過於人類這種行為。

關於寄生蟲對各種治療方式產生抗藥性這件事，仍是無解的謎。既然這裡的瘧疾病例並不比其他地方多，比方說，不像非洲那麼嚴重，那麼，為什麼，為什麼這個國家的抗藥現象總是走在最前面？

舉例而言，氯化奎寧。一九三〇年製造出來的這種合成分子被大幅使用，在各大洲都成效卓越。但是，很快地，柬埔寨某些地區就出現抗藥病例。然後蔓延全球，導致疫情重新大爆發，多人死亡。

誠如眾所皆知，瘧疾是名為瘧原蟲的這種寄生蟲所造成，經由瘧蚊注入我們的血液中。

使我們染上瘧疾的瘧原蟲有五種。其中三種頗為少見：三日瘧原蟲（Plasmodium malariae）、卵形瘧原蟲（Plasmodium ovale）以及諾氏瘧原蟲（Plasmodium knowlesi）。

另外兩種較普遍且較有害的是：

- 惡性瘧原蟲（Plasmodium falciparum），活躍於非洲、拉丁美洲、亞洲。牠造成最多死亡。
- 間日瘧原蟲（Plasmodium vivax），傳染性沒那麼強，極少致死，但很難完全抑制疫情。牠潛伏在肝臟，沉睡其中，隨時可能醒來。

對抗這些禍患時，奎寧及其同類型的藥物總是被派上用場。

伴隨各種已知的過敏症狀，有時可能很嚴重。

還有愈來愈多的抗藥病例。

於是出現將青蒿素與其他抗瘧藥物**合用**的想法。青蒿素在血液中只停留幾個小時；然而，在這短暫的期間，能殺死許多寄生蟲。可惜的是，無法完全根除。這時，已進駐患者血液中好幾日、甚或好幾週的**配合**藥物即可發揮作用：繼續除蟲，甚至，如果一切順利，完成整個任務。

青蒿素聯合療法（ACT：Artemisin-based Combination Therapies）從二〇〇〇年起即做出偉大貢獻，將因瘧疾致死的人數**減為一半**（如今每年的死亡人數是五十五萬人，過去則高達一百萬人）。

儘管如此，沒過多久，這些青蒿素聯合療法也遭遇抗藥性。寄生蟲若不是學會了忍受青蒿素，就是配合藥物對殘存的寄生蟲已經失效。

由於這些挫敗，不得不回頭使用以前那些仍有作用的抗生素，奎寧。但它有時會造成過敏不耐。新型、作用較強的ACT已經研發出來，但不容易取得。

因此，各國的健康部門只好不斷變換建議的治療方式。

抗藥性的出現使蚊子帶來的寄生蟲保持有害的時間增長。傳染的可能性亦隨之增高。

在這樣的情況下，如何能做到擺脫瘧疾？

即使尚未遭遇治療僵局（impasse thérapeutique，假如沒有任何治療方式起作用，就會出現這種悲劇），發明新的抗瘧藥物仍是當務之急。全世界的研究人員都試圖了解這些抗藥現象的運作機制。

舉例而言，在金邊的巴斯德研究中心，貝諾瓦・維科夫斯基（Benoît Witkowski）博士分析蚊子對殺蟲劑的抗藥性及瘧原蟲在其宿主蚊子體內的發展之間的交互作用。當一隻蚊子產生了抗藥性，牠身上的寄生蟲是否能發展得更好，繁殖得更多，蔓延得更快？他的論文以此為研究目標，精采可期。

# 二、為人類接種疫苗

## 如何破解寄生蟲的狡詐伎倆？

接種疫苗意味著在體內注入一株已無攻擊性的菌種（例如流感病毒、麻疹病毒、小兒麻痺症病毒等等），藉以刺激我們的人體防禦機制。

當我們的人體被一株陌生的菌種（病毒、細菌、寄生蟲、癌細胞……）攻擊時，會發生什麼事？

我們的免疫系統總是保持最高警戒，會即刻偵測到入侵者。

防禦武器由好幾個部隊的白血球構成，各隊精細分工，摩拳擦掌，整軍待發。

在第一時間，所有入侵者，無論是誰，一律被白血球細胞吞噬，沒有任何差別待遇，殺無赦的唯一理由：牠是外來者。

但這些清除病毒的大細胞仍特意記下了入侵者的身分，立刻轉介給其他白血球，也就是淋巴球（lymphocyte）。

從現在起，回應不再盲目，具有針對性。為了達到這個目的，淋巴球祭出兩套戰略：脫離損傷狀態，進行破壞。

只要一得知入侵者的身分，第一支淋巴球部隊就開始大量製造能夠消滅牠的武器。在此同時，另一支淋巴球部隊搖身變成殺手細胞，目標直指這個入侵者。入侵者的資料會被存檔記錄。

當身體再次受到攻擊，淋巴球便會立刻透過免疫記憶細胞辨識出來。一波進攻，一波防禦，重新大量製造抗體，並派出殺手細胞，以便消滅敵人，同時加強記憶細胞儲存量。

每次出現外來異物入侵，同樣的防禦工事便立即就位，一次比一次有效率。

不幸的是，某些菌種，一旦被吸入、消化、注射，或附著在傷口上，便開始危害，有時甚至在我們的人體做出有效反應之前便導致死亡。

於是，身體證實受到感染，從發動攻勢的菌種到抵抗進攻的個體，各為自己打算。作戰之發展結果，當然，主要視病株而定。但病患的年紀（嬰兒還是老人？）、生活條件（是否缺乏營養？）、免疫力（有些病或降低免疫系統的能力，例如愛滋；另外有些治療也會破壞免疫力），皆有一定的影響。

這場戰爭的結果，或許是痊癒，但有時也可能產生嚴重的後遺症。有些人的下場則是死亡。

為什麼要打疫苗？

因為我們人人與他人一起生活，進行各種可能的交流：我們旅行、相愛，有各種機會，無論是個案或是在一場瘟疫流行時，遭遇會構成頗為嚴重的疾病之病毒菌種；危險無時不在。

疫苗的策略在於避免疾病在病原（病毒、細菌、真菌……）入侵後爆發，或者，在已經確定感染的情況下，提供較強的對抗。

疫苗的原則是準備好的武器、好的抗體，在我們碰上嚴重疾病的病原時，讓免疫作用盡快做出最有效的回應。

在這方面也一樣，只要師法大自然即可。要製造疫苗，首先需要篩選想要抵禦的病菌。牠可以在活著的時候、衰弱的時候、被殺死之後被使用；也可以只取用部分，甚或透過基因工程製造出來。

挑戰困難的地方在於使用抗原（antigène），也就是說，一種具有侵略性的物質，效力足以引發良好的免疫反應，但事先已充分處理，不致在接種疫苗的時候引發疾病。抗原一旦被種進人體，其作用程序與自然感染一樣。免疫細胞將「視情況」產生抗體，毀滅這株抗原。而既然侵略者的資料被建檔儲存，下次受到入侵時，抗體將能立刻反擊。

侵略者還來不及施展傷害力，就將被消滅。

為什麼，直到今天，研究超過幾十年，生產抗瘧疾疫苗仍然如此困難？

病患得到瘧疾，但他的血液中卻找不到對抗惡性瘧原蟲的抗體。他痊癒之後，體內也不存任何與這隻寄生蟲相關的記憶。**我們的免疫系統因為失憶所以無能。**彷彿，有種東西，某種基因，阻止它運作反應。

在眾多瘧疾疫苗開發計畫中，只有一項在二〇一五年得到歐洲藥品管理局的合格批准。

這株疫苗有一串神祕的名稱：RTS, S/ASO1，屬於雜合性產物（hybride）。既然感染惡性瘧原蟲無法引發免疫反應，就必須運用計策。

寄生蟲肆虐的區塊通常會出現免疫反應，研究人員從那裡汲取採樣，然後與B型肝炎抗原混合。

如此一來可以得出一種類病毒粒（particule de type viral）。多虧了含在其中的B型肝炎抗原，免疫反應成為可能。這株疫苗還必須經過許多檢驗，才能批准上市（譯註：二〇一九年四月，馬拉威共和國開始為兒童施打瘧疾疫苗）。

從存在以來，寄生蟲（牠也一樣，而且多麼有天分！）學會了適應生存。牠學會聲東擊西干擾路線，或者說得確切些，干擾我們的免疫系統，並且將這個方法深深刻在牠的DNA中。

法國蒙貝利耶（Montpellier）的MiVEGEC（Maladies Infectieuses et Vecteurs : Ecologie, Génétique, Evolution et Contrôle：傳染病與病媒：生態、基因、演化與控制）實驗室致力辨識這些干擾基因。為了達成這個目標，基因剪刀（Crispr-Cas9）是一項有力工具。

研究人員希望能夠透過這種方式了解惡性瘧原蟲發明的伎倆，弄清楚牠如何耍弄我們的防禦系統。

巴斯德研究中心有一株疫苗進入實驗階段。研究人員已辨識出一種阻止免疫反應的瘧原蟲基因。他們把剪除了這種基因的寄生蟲注射到老鼠身上，得到了免疫反應：即使用活生生的、帶有病毒的、天然的寄生蟲感染老鼠也沒關係，牠們沒有發病。

因此，或許未來可以使用基因改造過的活寄生蟲來製造效用持久的疫苗。

## 黃熱病、德國母雞、中國工人

自從來到達卡，我便夢想著深入巴斯德研究中心，不僅因為這棟建築是名符其實的裝飾藝術傑作。

跨過大門之後，便宛如進入了一座村莊，這個村子非常勤奮且非常有用，有將近百個人埋頭工作。第一座實驗室於一八九六年在聖路易（Saint-Louis）成立。

村長是一位巨人，名叫阿馬度．阿爾法．薩勒（Amadou Alpha Sall）。尚—法蘭斯瓦．尚彭（Jean-François Chambon，譯註：二〇一五年二月起接掌巴斯德研究中心的交流與募資部門。資料來源：巴斯德研究中心官網）給他取了個暱稱，還滿貼切：「蟲媒病毒界的泰迪．里內[3]」。我欽佩他的地方並非身高——再怎麼說，他有一米九二！——，而是他的科學

[3] 泰迪．里內（Teddy Riner，一九八九年—），法國男子柔道運動員。身高二百〇四公分。曾獲得二〇〇八年奧運男子柔道百公斤以上級銅牌、二〇一二年和二〇一六年奧運男子柔道百公斤以上級金牌。

背景：土魯斯、牛津、哥倫比亞等大學優異亮眼的分子生物學研究；往返各大實驗室與田野實地之間；在柬埔寨取得豐富的經驗；許多最優質的期刊刊登他的學術論文……

只要參觀這座極為特殊的村莊一次，便足以讓您對刻在門上的題字深有同感：

獻給巴斯德

黑暗大陸非洲永誌在心

（A Pasteur

L'Afrique noire reconnaissante）

在這裡，除了提供醫學檢驗（每天四百名患者）以外，還要將昆蟲及病毒「建檔」（包括在PK10基地捕獲的樣本）。我有幸查閱那份又長又嚇人的清單，其中收錄了所有保存下來的原株（souche）。我祝各位永遠不要跟阿爾法病毒屬（alphavirus）的曾吉拉莫（Zingilamô）有親密關係，也不要接觸到黃熱病毒屬（flavivirus）的博博衣（Bouboui），或布尼亞病毒屬（bunyavirus）的巴頓威洛（Buttonwillow）、歐利方茲夫列（Olifantsvlei）、達巴卡拉（Dabakala），或者奈洛病毒屬（nairovirus）的索爾達多（Soldadô）、蒂亞福拉（Thiafora）……而我還沒提棒狀病毒屬（rhabdovirus）呢！此外也饒過大家，略過正黏液病毒科（orthomyxovirus）、沙狀病毒科（arenavirus）、痘病毒科（poxvirus）……

這座村裡的人們也關注細菌、免疫程序、危害最強的流感型態、母嬰照護、傳染病的發源……等等層面。在這裡，他們動員了所有力量對抗圭亞那恐怖的伊波拉熱病（二〇一四年、二〇一六年），還有維德角（Cap Vert）的登革熱（二〇一五年、二〇一六年），剛果民主共和國與安哥拉的黃熱病（二〇一五年、二〇一六年）、奈及利亞大裂谷的熱病（二〇一六年）、墨西哥與巴西的茲卡症（二〇一五年、二〇一六年）。

在這裡，他們發明了各種裝置工具箱，方便在田野實地當場診斷，十五分鐘內就能完成。這裡是世界上三大黃熱病製造中心之一。

我早就說過了：這座村的活動力非常強大！

黃熱病始終令人不敢掉以輕心（去年〔二〇一六〕還造成兩萬七千人死亡），這株病毒在一九二七年被分離出來。第一支疫苗過了十年後問世。當然，它緩衝了災情，但期間出現某些神經系統的病變，於是，研究人員停止在小白鼠大腦培養病毒株。一九八三年，另一種方法上路，從此之後證實有效，不再有病變或副作用。

玻璃牆的後面，三個穿著藍色連身工作裝的身影在一盤盤蛋盒旁邊忙進忙出。事實上，那是後來用來培養病毒株的雞蛋。不過，它們可不是普通的蛋：在**整個**生存期間，**絕對**不能接觸**一點點細菌**。所以，只有高度專業的企業能夠保證如此嚴苛的培養條件……當然價格所費不貲。

直到最近，一座塞內加爾農莊還能提供這些蛋品。但是，規範愈來愈嚴，巴斯德中心別無選擇，只好向一家……德國企業買蛋。它位於不萊梅港，在德國的不萊梅市。價格令人瞠目：一顆蛋將近兩歐元（運至達卡的價錢）。所以對抗黃熱病的主要成員變成了德國母雞。

直到現在，中國尚未遭受黃熱之災。然後，有一天，在安哥拉工作的十一名中國籍建築工人感染了。引起一片恐慌。如果中國爆發傳染疫情，會發生什麼事？若想終結那樣的災害，幾十億人口之中，有多少人需要接種疫苗？然而，全世界所有的劑數早已極度不足？

為了降低疫苗欠缺的程度，達卡的巴斯德研究中心的新工廠剛奠基動土：有了這生力軍加入，應能使產量達到三倍。也就是說，能為一千五百萬人接種疫苗。

這座工廠選中的地點是醫藥全球化的最完美實例：迪亞尼亞迪歐鎮（Diamniadio），距離未來的新機場不到十公里。的確，雞蛋是飛機運送過來的。在做得到的程度內，還是盡量縮短冷凍運輸鏈的時間較好。

所以，這是蚊子的地緣政治學，但也是母雞和移工的地緣政治學。

第二次世界大戰期間，英國人懼怕日本侵略者發明的殺人武器。傳言指出，日軍可能四處散播大批帶有黃熱病毒的蚊子。為了一探究竟，英國當局抽驗了所有日本俘虜的血。抗體的存在可以證明他們是否已經事先接種過疫苗……也就是說，日方是否正在準備細菌戰攻擊。

檢驗的結果是陰性。我們知道日本人仍繼續進行研究，即使，在廣島和長崎事件之前，瘟疫計畫來不及實現。

別太天真了。並非只有日本夢想動員蚊蟲達成毀滅之目的。昆蟲學，一如其他所有人類活動，亦自有其海德先生（Mr Hyde）。[4]

---

4 羅伯特．路易斯．史蒂文森（Robert Louis Stevenson）名作《化身博士》中的角色，因書中主人翁傑基爾（Jekyll）和化身後的海德善惡截然不同的性格讓人印象深刻，後來「Jekyll and Hyde」甚至成為心理學「雙重人格」的代名詞。

# 三、阻止牠們靠近

## 驅蟲劑

引人入勝的醫院本來就少之又少。

不過，在巴黎北邊，畢夏醫院（Bichat）的周遭環境贏得了陰森森冠軍寶座：人行道髒亂，灰暗的水泥欄杆斑駁脫落，黑色或暗栗色的落地窗，總之，一九七〇年代那種慘澹建築……沒有任何部分讓人有想活下去的欲望。想去大學研究中心，必須忍住嗚咽，走入醫院那條在永無止境的工地碎石之間蜿蜒的走道。他們強迫我走這條路，是不是要先給我上第一堂課？在令人反感走避的地方，進行驅蟲措施讓蚊蟲走避……法國的教育途徑真是坎坷難行。總算，一張釘在告示板上的A４紙張讓您重新體會到些許活著的滋味。

跨校文憑課程

「旅行醫學，旅人健康」

十一月十四日星期一至十一月十八日星期五

奧利維耶．布修教授

118教室

艾力克．朗德沃博士（Eric Lundwall）就是在這裡授課。他是世界排名前幾位的驅蟲劑公司創始人之一，在巴西的生意尤其興隆：「熱帶觀念」（Tropical Concept）。能發明出這樣一個品牌名稱的人，必然要認真聽他講課，而且首先要抱持博愛精神。

我混進學生群中，大部分是女學生。這證實了醫生這個行業的體質不佳。假設理論果然從來沒說錯：當某個行業中的女性比例增加，就表示薪資開始下降。

我翻開我的黃色筆記本，全神貫注聽講。

首先，我學會明確區分用詞。

殺蟲劑（insecticide）這項產品，如名稱所指，用於殺死（蚊蟲）。用英文來說，想像空間比較多。它被定義成有「擊倒的效果」（knock down effect）。此外，它的作用會影響許多小型動物：它涵蓋的範圍規模較大。也因此，它受到所有公共衛生部門人員一致推崇。

驅蟲劑的地位沒有這麼崇高。它通常被視為單純的輔助用品，只有助於個人生活的舒適。而它最常被賦予的定義也帶有一絲貶義：「如果蚊蟲在一個表面停留的時間比他處少，且停留的數量也比較少，則可稱為有驅蟲效果。」（肯尼迪，J.S. Kennedy，一九四七年）

事實上，這兩種產品的區別並不真的那麼明顯。因為，除了「擊倒」的功效之外，蚊子還遭受另一種攻擊，稱為「刺激反感」（excito-répulsif）。進入一間牆上噴了殺蟲劑的室內，蚊子的觸角偵測到一種難以忍受的味道，於是離開。這就是應該讓殺蟲劑「滲入」蚊帳的原因。蚊子會掉頭飛走，不再被睡著的人所散發的氣味吸引，而留在他附近打轉，靜待他不得不走出蚊帳解放膀胱時叮他一口。

我曾在夏天於阿拉斯加的海上航行，我可以告訴你們，那裡的蚊子成群，密度之高真叫人受不了。所以，也就是在那裡，一九五〇年代初期，美國軍隊測試了所有可能的分子組合之功效，超過萬種。應該這麼說：在那個與蘇聯對戰正熱的時代，大量士兵集結在那片位於白令海峽另一岸的土地上。再一次，軍人促進衛生健康的改善。有人卻只指責他們殺人不眨眼！

今天所用的驅蟲防蚊劑大部分來自這些研究。為了充實您的個人文化，也為了訓練您的記憶，讓那些在卡馬格的夏夜晚餐時被蚊子咬得受不了的朋友們刮目相看，請記起來：驅蟲劑有四類，分別是DEET（待乙妥，又稱「敵避」）、IR3535（伊莫寧，學名：丁基乙醯氨基丙酸乙酯）、KBR3023（又稱icaridine，商用名為派卡瑞丁，Picaridin）及PDM（英文PMD，檸檬桉醇）。只有四種？您恐怕會這麼想。但是，四種已經很多了，朗德沃博士會這麼回答。因為，四種所代表的是四種不同的作用。可能產生的抗藥性障礙也同樣多。

一般而言，DEET的表現最有效。在您的手臂上塗抹，它保護您不受虎蚊攻擊的平均時間是四百二十六分鐘；而其他類型的產品皆少於四百分鐘。

是否即可就此下結論，認定DEET**就是**人們在找尋的防蚊城牆？現在您已經曉得大自然這位女士多麼聰明靈巧，所以猜想得到：完全不是這麼回事。對於其他種類的蚊子，尤其是眾多瘧蚊，DEET所提供的保護時間非常短暫。

還有其他數不清的測試，施用於成千上萬種人體樣本：他們基本上算是志願者（有許多是士兵），露出部分身體，全都向蚊子獻上大餐。這些測試顯示：

1）沒有任何保護絕對有效；

2）防蚊驅蟲劑的保護至少減少十倍被叮咬的機會；

3）不應吝嗇劑量：防蚊液不是香水，只在耳後點個兩、三滴並不夠。何況，只要距離超過四公分，功效就大幅下降。塗在右臉頰並不能保護左臉頰。也因此，人家賣您的防蚊手環純粹是騙局；

4）保護時效下降的速度很快：施用六個小時之後，功效便已失去一半；

5）在一個房間裡，保護力依溫度而定：攝氏二十六度下可達十小時，攝氏兩度時只持續兩小時；

6）沒有任何可靠文獻確認防蚊驅蟲劑帶有毒性，即使用在兩個月大的嬰孩身上也一樣；

7）衣服也適用防蚊劑，而且效果極佳，通常比擦在皮膚上還好。派駐索馬利亞的美國士兵實施後的結果顯示，抗瘧疾的成效高出兩倍半。而且不必害怕清洗您的襯衫和長褲：經過三次清洗之後，防蚊劑的驅蚊效果絲毫不減，只有擊倒效果大幅下降；

8）噴灑在衣服上的方式因此較為實用，因為效果較為持久，而且不需要每兩個小時在肌膚上塗抹一次；

9）肌膚與衣服雙管齊下，防護力最佳；

10）登革熱病蚊特別靈活，能克服所有防禦障礙。

於是，在熱烈的掌聲之下，朗德沃博士為他的報告做出了結論：別忘了，在生活中，沒有任何辦法樣樣事情受到保護。為了有機會生存下去，最好嘗試所有抵禦方式之間的各種組合。言盡於此，一路順風！

一位高大的棕髮女生發問，提出了所有人都翹首期盼的**那個**疑問：

「我自己呢，每次都會被蚊子叮。而我男朋友卻從來沒被咬過。真的有蚊子體質這回事嗎？」

「對！」

「所以這是能夠解釋的？」

「不能。這仍完全是個神祕的謎。氣味的問題。髒亂對什麼都不好，當然。但由於您看起來十分衛生乾淨，應該是某種屬於您個人的香氣吸引了牠們。恭喜！」

我的左手邊，已經好一陣子了，一位女學生頻頻對我投以訝異的眼神。顯然，我這把年紀令她好奇。她終於開口：

「您是昆蟲學家嗎？」

我搖頭，並補上一句：

「可惜，因為我愈來愈熱愛這門學科了。」年輕女孩嘆了口氣：

「我也是！我是寄生蟲學的實習生，但是找不到任何醫藥昆蟲學的課程，完全找不到，您懂嗎？」

這時，我想起大師法蘭斯瓦．羅德安，以及他曾經發出相同的怒吼。噢！多麼名正言順理直氣壯！我向自己發誓，一定要插手爭取！

## 誰會被叮？「蚊子體質」之謎

現在我們已經知道哪種蚊子會咬人，也知道背後的原因，也許我們的讀者更想一探此謎之究竟：為什麼我們之中有些男性和女性「每次都被叮」，而其他人可以肆無忌憚地活著，或者自以為永遠可以逃過一劫？

我想要一次把這個問題弄清楚，不再疑惑。於是我的對象鎖定跨省除蚊協定（ＥＩＤ，Entente Interdépartementale pour la démoustication）的昆蟲學家尚—巴蒂斯特．菲黑（Jean-Baptiste Ferré）。這項跨省協定的宗旨是對抗地中海沿岸的叮人大敵。我問他：

「世界上存在所謂的『蚊子體質』，這是真的還是假的？」

他毫不猶豫地給出答案，還伴隨一陣笑聲，讓我有一點點受到屈辱的感覺：「抱歉！不過這種體質從來沒被納入任何名冊！」他肯定地告訴我。

然而，接下來，他聲明中的決斷語氣很快就被自己的推論緩和。

「蚊子首先受到二氧化碳吸引。某些人體釋放的量比別人多，例如孕婦和病人：他們的肌膚體質沒有不同，但是他們的新陳代謝比較快，因此釋出較多這種氣體。別忘了，發燒會提高溫度。然後，蚊子對氣味非常敏感，比我們敏銳得多。牠們的嗅覺非我們所能比。但是，在各種氣味中，每種蚊子又各有其偏好。牠們會依據這種氣味來選擇獵物。」

「我讀過一份研究報告，據說愛喝啤酒的人比較常被蚊子叮。」

「我同意。不過原因是什麼？沒有人真的知道。也許是飲酒者的口氣引來雌蚊；也許，可能性比較大的，酒精使呼吸加速，所以……製造出二氧化碳。」

「那小孩呢？老人呢？人家說是因為他們比較虛弱。」

「想必是因為他們抵抗力比較差。為了盡快填飽肚子，蚊子會挑容易叮的人下手。獵物的形狀也可能扮演某種角色。蚊子的眼睛很銳利。某些種類專門攻擊某些動物，不理會其他動物。您看，答案其實很複雜。」

「倒數第二個問題：糖尿病患者比較常被叮嗎？」

「絕對沒有！血液裡的含糖比例對您的氣味完全沒有影響。血型也沒有關連。」

「這一次，真的是最後一個問題了：假如我想囊括所有好運氣，是不是該天天洗澡，並且仔細把自己洗得乾乾淨淨？或者，換個方式問：討人厭的傢伙是否因為骯髒才受罪？」

「某些蚊子喜歡某些香皂的香味勝過一切。」

讀者先生，讀者女士，我扮演的是為各位傳達心聲的角色，這一點我很確定；於是當下不禁喊了出來：

「某些科學家從來不給明確的答案，您知道他們多令人喪氣嗎？」

# 四、徹底根除還是控制疫情？

## 加里波利

這個地名，法國人不熟，對澳洲人來說，則像是我們的凡爾登（Verdun）一樣，飄著一股死亡氣息。

那是一座小城市，與德軍結盟的土耳其在此集結部隊，防衛達達尼爾海峽，阻擋英法聯軍強行以武力橫渡，支援俄國友軍。

在一九一五年四月二十五日發動攻勢以前，英國在大不列顛國協每個國家裡，特別是在紐西蘭和澳洲，大舉徵召士兵。僅此一戰，犧牲了上萬條人命。

溫斯頓．邱吉爾（Winston Churchill）因此下台：他身為英國第一海軍大臣，需為聯軍的沉痛慘敗負責。另一方面，帶領土耳其軍隊贏得勝利的穆斯塔法．凱末爾（Mustafa

Kemal）則朝晉升掌權之路發展。

且讓我們勿忘索姆河（Somme）、凡爾登，還有貴婦之路（Chemin des Dames）。不過，一九一四—一九一八年的大戰也發生在這裡，希臘最東北的地區。整整三年，超過一百萬人對峙，時而劇烈戰鬥，時而漫長等待。

每年夏天，蚊子都再現。並且，帶來瘧疾，幾乎感染半數士兵。

兩軍的高層皆已束手無策。軍隊尚未迎擊敵人的砲火就已經死去或正在死去，還怎麼打仗？法國士兵中，已有兩萬人高燒，必須疏散！

這時，多虧兩位士官兄弟[5]介入。

他們出生於阿爾及利亞。哥哥艾德蒙（Edmond）生於一八七六年，弟弟艾提安（Etienne）小他兩歲。他們來到巴黎的巴斯德研究中心攻讀。當時的院長愛彌爾・胡注意到這兩兄弟，聘請他們擔任助理，並且，不加遲疑，立即派他們回自己的國家，因為

5 原註：亞妮克・佩侯，瑪希姆・史瓦茲，《拯救多毛人的巴斯德天才》（*Le Genie de Pasteur au secours des poilus*），巴黎：Odile Jacob，二〇一六年。

當地瘧疾疫情迅速蔓延。整整十五年中，他們努力對抗的，即是拉維朗剛發現的、有帶寄生蟲的蚊子，那是疾病的禍首。

一九一六年一月，對於東征軍（armée d'Orient）大量死亡的情況，法國政府終於開始擔心。兩兄弟，最優秀的專家，被戰時政府副首長居斯坦・高達爾（Justin Godart）派往當地。

到了塞薩洛尼基（Salonique），他們發現衛生狀況堪稱悲劇，而軍官們只會行嘲諷挖苦之事。巴黎寄來這些小藥丸能幹什麼？還有那些蚊帳，那麼不方便！應該要把開口裁大，才比較容易進出！……

兩位士官兄弟大發雷霆：「你們的健康非常珍貴，而你們的身體不屬於你們！這兩年來，你們有多少同袍倒下了？如果不接受治療，你們就變得與逃兵無異！」

計畫宣布，即刻實施。

1）每天晚上在湯裡加入四十克奎寧，隨機抽檢尿液，確保無人違規。

2）在每一個地區，找出蚊子喜歡的活動地點，避免派遣軍隊前往，並消滅孑孓。

3）使用紗窗或蚊帳（緊閉！）保護所有駐軍地點。

4）推廣基本資訊之宣傳。海報、傳單，請當時最有名的插畫家，包括「笑笑牛乳酪」（La vache qui rit）的作者，班雅明．哈比耶（Benjamin Rabier），以「蚊子，真正的敵人！」為共同主題，繪製十張明信片。每位畫家皆盡情揮灑。而這些宣傳辭令的韻腳確實發揮了救人的功效。

「自動自發，確實不假，每天吞下（奎寧），面對軍醫，大方證明，守規無欺。」

結果讓士官兄弟的熱忱得到了報償，嘲笑的人們無話可講。

在實施這項計畫之後一年，一九一七年，受到瘧疾感染的法國士兵是英國盟軍的三分之一，人數少了三倍之多。後來人們才知道，那個夏天，德軍深受前所未有的高燒之苦。在這種情況下，根本不可能如他們預料的那樣，一舉突破盟軍前線。

若是少了蚊子的雙重防衛和兩位士官兄弟，也許，一九一八年的勝利不見得握在我方。

## 從前從前有一種殺蟲劑

滴滴涕（DDT），史上最有名也最被詬病的殺蟲劑，並非今日的發明。它是一八七四年，在史特拉斯堡，那時屬於一八七〇年法軍戰敗後即被德國統治的亞爾薩斯省，由一位年輕的奧地利學者發現。他的名字是奧特瑪・蔡德勒（Othmar Zeidler）。事實上，那是他研發出的一種新產品，雙對氯苯基三氯乙烷（dichlorodiphényltrichloroéthane），但是儘管費心合成出來了，他卻看不出有什麼用途。

要等到六十幾年後，另一位學者才賦予這項發現實質價值。他是保羅赫曼・繆勒（Paul Hermann Müller），在瑞士企業嘉基公司（Geigy）工作。這家公司想開發一種能殺死蛀蟲的產品。繆勒想到使用滴滴涕。蛀蟲毫無抵抗之力，科羅拉多金花蟲（doryphore，這些馬鈴薯殺手！）也招架不住。嘉基公司預料，這項產品會成為搖錢樹。當時是一九三九年。戰爭爆發。嘉基這個典型的瑞士企業——也就是說，中立且講究實際——申請了必需的專利，向對戰的兩個陣營提議一起會面。美國人馬上大量購買，替他們的軍隊解決跳蚤的困擾。被跳蚤咬到不僅奇癢無比，還會被傳染嚴重的疾病，例如斑疹傷寒（typhus）。滴滴涕立即證明了它神奇的功效。而既然生產成本不高，又何必留著自己用？凡經過之處，無論亞洲還是歐洲，美軍皆大量噴灑滴滴涕。跳蚤投降，連蚊子也豎起白旗。瘧疾疫情減緩，然後消失，一併帶走這些病媒所傳染的所有疾病。

戰爭結束，回歸和平，滴滴涕更被毫無限制地使用。人們到處噴灑，氾濫成災。特別是在農業逐漸現代化的田地裡。為什麼要受那些可恨的蟲子干擾，放任牠們阻礙作物好好執行該做的工作：也就是，生產、生產再生產？但是健康議題並沒有被遺忘。滴滴涕持續滅蚊，無論蚊子選擇哪一塊大陸進行牠們邪惡的吸血活動。而且，無論何處，都得到魔法般的成效。舉個例子：斯里蘭卡。本來，當地的瘧疾病患接近三百萬，其中每年有七千三百人去世。自從在每個孑孓出沒的地點和大批住宅區投藥之後，這個數字降到了……十七名感染，而且沒有死亡。

世界衛生組織積極推動。一九五五年，展開了一項根除瘧疾的計畫。如您所料，主要的武器就是滴滴涕。

總之，化學成了人類最好的朋友。只要有如此有力的支援，怎能不信心滿滿地面對未來呢？

有些聲音出來了，這裡也有，那裡也有，給這股興奮之情潑了一點冷水。竟然有些蚊子膽敢抵抗噴藥，而且，好一陣子以來，似乎有些寵物發生不適症狀。

沒有人在意這些警訊。為什麼要掃興，破壞普遍樂觀的前景？

這時，炸彈爆發了。那是一本書。

今天，瑞秋·卡森（Rachel Louise Carson）這個名字已被許多人遺忘。

一九〇七年，生於匹茲堡，她熱愛動物，尤其是海底動物。起初，她在漁業局擔任生物學者，很快就選擇了一項讓我們不得不投以好感的職業性向：敘述海洋。大海，海洋的運作機制，海洋的居民，海洋的用途和脆弱。第一本暢銷書：《大藍海洋》（*The Sea Around Us*）。其實，這本書也適用於談論法國：我們不正是世界海洋面積第二大的國家嗎？其他的作品接連出版，始終探討同樣的主題，也同樣本本暢銷。

漸漸地，瑞秋·卡森寫作的調性改了，變得愈來愈尖酸刻薄。她決定抨擊化學的進步。一九六二年，《寂靜的春天》（*Silent Spring*）問世，很快就被翻譯成所有能有的語言。春天為何變得寂靜？因為歌頌春天的鳥兒們不再來臨。很簡單，因為牠們都死了。怎麼死的？被合成殺蟲劑殺死的，而首當其衝的，就是……滴滴涕。

這本書一出版，人們的情緒立刻高漲，並迅速蔓延。那些人怎麼可以向我們隱瞞「滴滴涕奇蹟」背後的事實？

接下來所引發的論戰非常精采。

**第一幕**

卡森女士的名著披露問題之後，人們開始觀察到愈來愈多現象。這裡，一面池塘上方噴灑滴滴涕之後，魚兒成群死去。幾乎到處都能發現，自從使用殺蟲劑之後，鳥類逐漸稀少，特別是猛禽類，包括美國國徽上的老鷹。各種協會成立，齊聲要求禁止使用滴滴涕。科學家們證實，滴滴涕是一種會積存的毒藥，而且已深入食物鏈。因此，它特別會對獵食性動物造成傷害，比方說猛禽類。此外，它對大部分的水族種類特別有害。最後，它也被證明是一種「持久性有機污染物」（polluant organique persistant）：在地底下，它的毒害作用期可長達十五年，在流水中可長達幾十天。事實勝於雄辯。從一九七〇年開始，瑞典和挪威即禁止使用這所謂的奇蹟產品。其他所有國家亦逐漸跟進。二〇〇一年五月二十二日，斯德哥爾摩公約全面禁用，共有一百五十八個國家簽署批准，滴滴涕被宣判死刑。

想必這是史上第一次，國際社會以環境考量為優先，並強制改變使用方式極端徹底且刻不容緩。

**第二幕**

禁令生效之後的結果，蚊子大批回歸，還帶著連串疾病一起回來。瘧疾也隨之再起。如果滴滴涕本身其實沒有比拒絕使用滴滴涕來得危險呢？爭辯於是展開，激烈程度前所未聞。環保主義人士被指控為殺人兇手，害死了幾百萬條人命：如果當初，藉助滴滴涕的功效，繼續消滅病媒蚊，那些人就不致喪生。

果然不出所料，菸草工業的老闆們積極加入反對保護自然環境的抗爭。只要削弱非政府組織團體的力量，任何機會都要掌握。二〇一二年，諾阿蜜・奧瑞斯克斯（Noami Oreskes）和艾瑞克・康維（Erik Conway），《販賣懷疑的人》（*Merchants of Doubt*）的作者，在書中把這項機制描述得很清楚。對於滴滴涕，跟對於菸草、氣候失常一樣，與利益有直接關係的大老闆們便開始質疑科學家們的結論。他們的論調再簡單不過，最不老實：既然沒有什麼是確定的，就讓我們像以前那樣繼續（賣我們的產品）下去吧！

## 第三幕

這時，另一道攻擊陣線展開。滴滴涕不僅橫掃一切，恐怕很快就會變得沒有效。因為蚊子不會任由化學藥物攻擊而不做出反應：牠們很快就發展出抗藥能力。處處都傳來這個最壞的消息，特別是在熱帶非洲：二〇〇一年，百分之六十四的蚊子顯示抗藥力，二〇一四年則是百分之九十一。這項壞消息中最令人擔心的部分即在於此：抗藥能力的進步。人們曾經相信有一天能**根除**地球上**所有的**蚊子。同樣地，抗生素發明之後，大家曾經確信傳染病所帶來的麻煩已經就此徹底解決。多麼天真的期望！多麼愚蠢的野心！從來沒有什麼是永遠的。這就是生命的法則。活著的生物種類（包括讓我們倒楣的有害物種）不斷適應環境，永遠找得到存活的出路。

整體結果為何？

1）蚊子沒有消失，甚至有增衍的趨勢；而且，藉著全面性的氣溫暖化，牠們害人不淺的遊樂範圍也逐漸擴大。

2）牠們帶來的疾病四處蔓延。

3）滴滴涕再也無法有任何隱瞞。所有正常人都知道：

－它有害，對環境恆久有害；

－它對人體健康有潛在的危險；

－本來該被它消滅的蚊蟲對它的抗藥性愈來愈強。

4）然而，它還是有效。直到今天，仍沒有任何產品能取而代之：它的成本如此便宜，使用如此容易。以至於，只要停止藉助滴滴涕之力量，必然導致與蚊子相關的疾病捲土重來。

5）因此，為了醫療理由，本來就繼續接受滴滴涕功效的世界衛生組織，如今又建議使用它，但僅限於傳染病蔓延的狀況，而且僅限於噴灑室內。這麼一來，由於只噴灑於牆面和地面，不至於侵害自然環境，而瘧疾風險的機率可降低百分之九十。

滴滴涕的故事別具啟發性。蚊子的地緣政治學，也是抗蚊之戰的地緣政治學，更是……滅蚊方法之爭的地緣政治學。

## 被詛咒的海岸

從馬賽到西班牙邊界上的塞爾貝爾（Cerbère）之間這段地中海岸，自古以來即令人疑懼：在這個地區，人們的壽命是法國其他地方的一半。這裡是「發燒國度」。所有人都知道，罪魁禍首就是蚊子。這裡潟湖與沼澤成串，牠們可以盡情繁衍。而且，每隔一段時間，就會爆發一場可怕的瘟疫。例如一九一七年，東征軍的傷兵在蒙貝利耶住院期間。例如一九三九年，當大批西班牙內戰的難民抵達之時。或者，一九四三年，當德意志非洲軍（Afrika Korps）的部隊從利比亞來此暫歇之時。

這些士兵中有多人染上瘧疾。當地的蚊子叮咬他們之後，吞入**惡性瘧原蟲**。由於受感染的蚊子也需要叮人……漸漸地，全體居民都生了病。

有很長一段時間，這條海岸線，綿延三十公里，都荒廢無用。想去那裡度假？西班牙旅館業者善加利用了這個慘況，搶走所有熱愛地中海陽光的觀光客。

一直要等到一九五八年，才阻止了一次全體總動員。埃羅省（Hérault）、加爾省

（Gard）和隆河口省（Bouches-du-Rhône），以及不久後即加入的奧德省（Aude）與東庇里牛斯省（Pyrénées-Orientales）等地的省議會決定提升轄區內海灘的價值。他們創造了一項任務，很快地，就以全心投入並身體力行的那位傳奇高階官員來命名：皮耶・拉辛（Pierre Racine，法國國家行政學院創辦人，後來擔任總理米榭・德布雷〔Michel Debré〕的參謀總長）。事實擺在眼前，有一項必要的先決條件：擺脫那些毒害空氣的可惡小髒蟲。「地中海岸跨省滅蚊協議」（EID：Entente interdépartementale pour la démoustication du littoral méditeranéen）於焉誕生。

起初，憑著化學支援救援，他們以「趕盡殺絕」為目標展開行動。很快地，這股野心不斷下修調整，後來只定調為將情勢「控制」到「可容忍」的地步。目標特別鎖定在三種蚊子。兩種斑蚊：「caspius」和「detritus」，牠們住在潮濕的地區。還有一種家蚊，「地下家蚊」（pipiens），牠們喜歡城市。但後來又加上第四種敵人：最可怕的一種，因為牠可能是登革熱、屈公熱和茲卡的病媒。您已經知道，那是虎蚊。從二〇〇四年起，牠開始在芒通（Menton）現跡，來自義大利。從此以後，便進駐我國三十三個省份……

「協議」這個組織，對它所涵蓋的區域瞭若指掌，熟知每一吋土地，每一座水塘，任何一個孑孓窩，規模最小的休閒度假村，每年處理一萬多公頃的土地，兩萬公里長的溝渠，七萬五千個水溝孔。

而且，為了執行這些任務，當然，他們只使用合格的殺蟲劑，經過態度愈來愈謹慎的歐洲指令（directives européennes）批准。這個市場經過太多認證檢驗，企業大老闆們失去興趣。因此，對於自然環境，**只有一種**殺蟲劑可用，那就是蘇力菌以色列亞種（Bti: *Bacillus thuringiensis israelensis*）。這種藥劑的選擇性很強，只殺死吞下它的孑孓。投藥的方式是空中噴灑。

城市裡的行動則一律採用以除蟲菊精（pyréthrinoïdes）為基底的產品。市面上可買到的防蚊驅蟲劑中也有這種主要作用物。

萬一這些產品缺貨，那該怎麼辦？

有些人認為，「現代科技」應該「終究」能讓我們擺脫蚊子，「一勞永逸」。事實與這種夢想正好相反：防蚊行動應該要**永遠持續**下去。稍有鬆懈，牠們便捲土重來。來勢洶洶。要是沒有所有（人類）居民的參與，**永遠**不可能制止侵擾。一個社區裡，只要有一棟樓監控不嚴，平房住宅區中，只要有一間屋子被疏忽，我們的敵人便會在那裡建立基地，所有的努力都將付諸流水。蚊子迫使我們團結，並提高警覺。

這就是為什麼，協議組織大量發布的宣傳刊物讀起來像是寫給建築業者的教材。您在閱讀的同時，便建立了一份實際的相關本領，會驚慌失措地發現，親愛的蚊子有多愛我們。從此之後，從來沒有這麼清楚過，我們知道蚊子不能沒有我們。牠們處處涉入我們的生活，任何一點微不足道的縫隙都鑽，就連最倒胃口的地方也不放過，只為進駐，準備發動攻勢：化糞池、地下室、堵塞的水溝、地窖、漏水的水管、廢輪胎，以及其他散布在院子裡的東西……

所以，讓我們向跨省協議這個組織的諄諄勸告致敬！這些文宣中混合了正確的觀念和詩意。比方說，您在院子中挖了一座裝飾用小池塘，那就請別忘記在裡面養金魚：沒有孑孓能逃脫貪吃的魚吻。柬埔寨的孔雀魚已讓我們見識到實際範例。

## 一項解決之道：讓雄蚊不孕！

所謂的「螺旋蠅」（lucilie bouchère）有一個更直白的拉丁學名：*Cochliomyia hominivorax*（食人蠅）。

第一位描述這種蒼蠅的是一位法國人，尚—夏爾勒・寇克亥（Jean-Charles Coquerel）。一八五七年，他去探訪圭亞那的苦役牢房，觀察受刑人的傷口。與喜歡壞死物質的那種蛆不同，這種螺旋蠅的幼蟲吞噬活體血肉。這些迷人的小蟲也在牲畜獸群中肆虐。只要一個小傷口，螺旋蠅幼蟲就會進駐，開始享用大餐。

如何擺脫這種枷鎖？

一九五〇年代，兩位美國昆蟲學家，雷蒙・布希蘭德（Raymond Bushland）和愛德華・克尼普林（Edward Knipling），想到了絕妙的點子：讓雄蚊不孕。方法很簡單，用游離輻射照射牠們。

然後只需將牠們大量野放到大自然中。雌蚊只會交配一次，總有機會遇上不孕雄蚊……

螺旋蠅的數量一代不如一代。受傷的牲畜或人類不再需要擔心這些可怕的食人幼蟲上身。

這種不孕性昆蟲技術（technique de l'insecte stérile）又稱自我滅絕（autocide，由昆蟲自己毀滅自己），自從發現以來，已被廣泛使用，例如果蠅防治等方面。

然後，世界各地都設立了一些工廠，唯一的目的就是生產幾億隻不孕雄性。

於是，聯合國糧食及農業組織（FAO: Food and Agriculture Organization of the United Nations）[6]推動了大規模的滅絕行動，特別是在利比亞。整整好幾個星期內，在四萬平方公里的土地上方，飛機從空中釋放了幾百萬隻不孕雄蠅。

再一次，研究學者們以為找到了奇蹟解法，雖然確實有點昂貴，進展緩慢，但卻是終結之道。他們只忘了一件事：詢問雌蠅的意見。在許多物種中，雌性比較喜歡有生殖能力的雄性……為了加強不孕蠅的吸引力，當初應該替牠們加上某些香氣才對……

6 原註：法文為Organisation des Nations Unies pour l'alimentation et l'agriculture。

用於蒼蠅，這項技術整體而言有效，但用於蚊子，很快就發現成效有限。被輻射照過的雄蚊幾乎體無完膚。根本沒有任何雌蚊會想要！必須改變致使不孕的方法。這時，基因工程成為求援對象。

兩項重大發現促成進展：分子剪刀（ciseaux moléculaires）和基因驅動（forçage génétique）。

## 分子剪刀

正如其名稱所顯示，「仿生技術」（biomimétisme）模仿自然生態。在這個詞下面，集合了許多從觀察生物而得的創新發明。例如，魔鬼氈（Velcro）這個點子來自於對植物的觀察：那些植物的某些器官上帶有小倒勾。例如，日本新幹線的車頭設計採用了翠鳥（marin-pêcheur）的尖嘴模式。翠鳥的鳥喙可以在穿入水中時毫不減速，非別種形狀所能匹敵。

生物觀察也促成了微生物學上一項重大的進展，今日人們稱之為「分子剪刀」。很久以前人們便知道，細菌，絕大部分是生命發展的要素，並且持續受到被稱為「噬菌體」（bactériophage，或phage）的病毒攻擊。「噬菌」的意思就是「把細菌吃掉」。這些噬菌體進入細菌細胞中，把所有必要的運作機制都改成對自身有利。細胞被竊占了之後，不是開始製造新的細菌，而是製造出……數不盡的病毒。

細菌並非新鮮的產物，牠們有超過三十億年的歷史。牠們有足夠的時間學習如何應對入侵。

十五年前左右，研究人員發現了牠們對抗病毒的方法。大部分的細菌都在受到攻擊後死亡。然而，還是有一些成功地存活了下來。這該如何解釋？

第一次受到攻擊時，細菌捕捉入侵病毒的DNA，並且，可以這麼說，把這項資訊儲存列檔。細菌保存這項記憶的地方稱為CRISPR。這是染色體中一個特殊的區塊，由一串特殊的序列組成（Clustered Regularly Interspaced Short Palindromic Repeats，群聚且規律間隔之短迴文重複序列）。在將病毒分類的同時，細菌也逐漸適應牠。換句話說，牠能夠自體免疫。

現在，讓我們想像：同一株病毒出現在細菌家門口，同樣抱著侵占意圖。牠馬上被細菌認出。於是細菌呼喚一位盟友來支援，一種聽了名稱也不太容易懂的蛋白酶：Cas9。多虧一位身上帶有敵人印記的「嚮導」，這位熱心助人的蛋白酶被精準地帶到可惡的病毒面前，三兩下就摧毀了牠的DNA。掰掰啦！入侵者！牠那份想繁衍的野心就此結束。

細菌倖存了下來，隨時準備抗拒新一波攻擊。

二〇一二年六月二十八日，美國期刊《科學》（*Science*）刊登了一篇名聲大噪的文章。論文作者是兩位年輕女性：一位是在夏威夷出生的珍妮佛．道納（Jennifer Doudna），另一位是法國人，艾曼紐．夏彭蒂耶（Emmanuelle Charpentier）。從好一段時間以來，那個想法徘徊不去。難道不能仿效事前描述過的免疫機制，用來改善介入基因的技術嗎？珍妮佛與艾曼紐率先發表了論文。從此之後，為了確認誰是分子剪刀的真正發明者，展開了一場激烈的爭論。結果所波及的層面非常巨大，特別是財務方面的影響。畢竟這個方法具有三種革命意義：簡單、迅速而且成本低。

今天，科學家們能夠辨識愈來愈多基因的功能。其中有部分正是造成疾病的原因。為什麼不把它們消除呢？

沒有比CRISPR-Cas9更簡單的技術了。

首先在實驗室裡製造出三種東西。

包括：兩串DNA和赫赫有名的Cas9蛋白酶。這三樣東西可比喻成一道雷射光，一塊樂高積木和一把剪刀。

聚在一起時，它們形成一項厲害的武器，將被注入細胞核中。第一串DNA扮演雷射的角色：它要掃描所有基因組，精準地辨識出我們想消除的基因位在哪裡。

一旦鎖定了目標，第二串DNA來與這個有缺陷的基因之DNA配對（像樂高那樣卡進去）。

現在輪到蛋白酶上場。它知道該從哪裡剪，並且一刀剪了下去。同樣的道理，作戰目標已經辨識完成，而且透過地理定位精準標出位置。接下來只要用雷射導航的飛彈擊中即可。

用這種方式，可以消除一項基因，並維持狀態。只要運用同樣的方法，還可以把它替換成另一項基因。

我們尚未妥善評估這些科技神通廣大且令人眼花撩亂的可能性。這純粹是權力的問題：用最簡單的方式，操縱全體生物。消除受到毀損的基因，並且，或者，換上其他基因，這麼一來，就可以治療無數的疾病。誰會拒絕？以後，可以創造出更有生產效率的農作物，對健康更有益的食物。誰會有怨言？透過介入我們的基因資產，也可以「編輯」人類，也就是說，改造人類，甚至製造新人類，更高大、肌肉更強壯、頭腦更聰明……誰願意接受？

至於寄生蟲帶原昆蟲，也就是病媒，例如我們親愛的蚊子，牠們則是CRISPR-Cas9最注意的關係者。在牠們體內，也可以植入阻止牠們危害的基因。

這時，出現了另一項技術，算是前一項技術的應用。它也同樣顛覆了生物自古以來的生存法則。

## 對蚊子趕盡殺絕還是施予疫苗？

多虧了這些分子剪刀，在蚊子體內插入新的基因變成再容易不過的事。有些研究學者選擇一種極端的方法。既然現在已經有辦法擺脫這些害人匪淺的小蟲子，為什麼不用呢？

其他人的態度比較謹慎，寧可採用施予疫苗的方式。還是會讓蚊子活下去，不過可以阻止牠們危害。

讓我們暫且轉往巴西去看看。

皮拉西卡巴（Piracicaba，居民人口四十萬）距離聖保羅一百六十公里。長久以來，這座城的資源本以農產為主（咖啡、蔗糖），現在又找到了新的資源，著重於工業（冶金、農具機，以及新進的生物燃料的集約化生產）。對這座繁榮的城市來說，要不是因為那條河川經過，一切本可順利發展。這條河，儘管經常波濤洶湧，卻為當地詩人所歌頌，沒有人因此抱怨。但是河水引來蚊子，成群結隊的蚊子，隨時擾亂散步，阻擋河畔舉辦音樂會，剝奪所有情侶迷人的約會，除非他們不會被感染上登革熱、屈公熱和茲卡。居民怨聲載道。

市政府對選民的憤怒很敏感，決定下重金改善。它向一家英國公司提案，請他們來此國家興建一座工廠，而這座工廠的性質有點特殊。

所以，在英國，一切開始運作起來。負責的是兩大知名機構：皇家學院與牛津大學。牛津大學為了讓實驗室的研發產品上市，開設了一家公司（Isis Innovation）。於是，在路克．阿菲（Luke Alphey，也在皇家學院工作）和狄恩．湯馬士（Dean Thomas）兩位科學家的推動之下，牛津昆蟲技術（Oxitec）成立。日後好幾年中，他們致力改進「不孕昆蟲」這項科技。一九九九年，他們申請了第一項專利，目標是埃及斑蚊。這種蚊子帶有多種病毒，其中包括登革熱。兩位學者成功改造雄蚊的基因，使牠們只能生出無法存活的幼蚊。

改造程序是偉大的智慧結晶。先在蚊卵裡注射已經變造的ＤＮＡ。這種ＤＮＡ下達指令，製造出一種能夠阻止細胞生長的蛋白質。在禁閉狀態下，他們為由這些卵孵化出的蚊子注射抗生素四環黴素（tétracycline），藉以阻止危害牠生長的蛋白質作用。經過這樣的處理，蚊子能夠正常長大，並繁衍後代。這些蚊子不能製造四環素這種合成分子，一旦野放到大自然，蛋白質又能啟動阻礙生長的機能。蚊子因而死亡。值得注意的是，這些雄蚊的後代跟野生雌蚊交配後，就無法存活。

至於野放這些「基改蚊」的方式，再簡單不過：把牠們投射到籠子外即可。只需要一台沒有葉片的電風扇外加一輛小貨車，在感染區裡緩緩前駛。

這些方法，堪稱既簡單又極端，只有生活在感染區裡的居民才會感興趣。

二〇一五年，牛津昆蟲技術以一億六千萬美元賣給美國公司Intrexon。一支新的管理團隊接掌相關計畫。其中多人是（基因改造）種子製造商先正達（Syngenta）的前主管。

二〇〇九年秋天，牛津昆蟲科技在大氣中野放了第一批基改蚊。這次實驗所選中的地點是加勒比海上的一座英屬島嶼，大開曼（Grand Cayman）。即使這場試驗的結果明確，蚊子的數量迅速減少，卻仍引發一場激烈的辯論。他們是否有權在未取得當地民眾同意的情況下，執行這樣一場計畫？而且，他們是否做好了萬全的措施，以防這種新型昆蟲大量增衍？

牛津昆蟲科技無視這些批評，繼續進行實驗，特別是在巴拿馬，還有巴西東北部的巴伊亞州（Bahia）。

從現在開始，設立在皮拉西卡巴市附近的工廠，每個月「製造」兩億五千萬隻「基改」孑孓，每週在該區域野放一千萬隻以上的蚊子。正由於雌蚊偏愛天然野蚊，才需要這麼大量的「基改」雄蚊，蚊子女士們似乎只有在找不到任何更好的對象、絕望透頂時，才會屈就一隻「基改蚊」，與之交配……

即使堅持這派方法的人士駁斥「蚊子滅種」這項指控（「我們的敵人是登革熱和茲卡，不是蚊子」），這種趕盡殺絕的方式仍令人擔心。怎麼可能沒有質疑呢？自然萬物最不能忍受空無。那些因為防蚊之戰而空出的巢穴，會被誰占據？哪種昆蟲會取代蚊子？那些蟲子難道不會造成更多危害，帶來殺傷力更強的寄生蟲？

另一個讓人不安的原因：無論是吃孑孓或吃成蟲，平常以蚊子維生的那些動物該吃什麼才好？兩棲類、淡水魚和鳥類鬧饑荒會帶來什麼後果？我們的農耕不會受到影響嗎？

基於這一切理由，其他研究學者遵循另一條途徑，也就是施予疫苗。主要目的在喚醒蚊子的免疫系統。為什麼牠對異物入侵體內毫無反應，直接接受？

在加州大學（爾灣，距離洛杉磯六十公里），安東尼・詹姆斯（Anthony James）及其團隊也在改造蚊子的DNA。但對他而言，目的在於摧毀寄生蟲。另一種方法則藉助一種名為沃爾巴克氏體（Wolbachia）的細菌。研究已知牠能干擾某些昆蟲繁殖；但也發現牠有阻擋某些病毒擴散的能力，其中包括登革熱病毒。澳洲學者史考特・歐奈爾（Scott O'Neill）即以這種方式製造出被這隻細菌盟友感染的斑蚊。牠們被野放在昆士蘭省，成果十分激勵人心。其他國家也傳出捷報：越南、印尼、巴西、哥倫比亞。

而且，每一次，比爾與梅琳達・蓋茲基金會都給予不遺餘力的贊助。我們知道，對抗瘧疾一直是該基金會的優先考量。自從創立以來，僅在這一個領域上，它所援助的金額已超過……二十億美元。如今，類似的慈善機構所貢獻的能力遠遠超過財務吃緊的公家機構。

無論選擇哪一種方式，滅種根除或施予疫苗，一項重大難題始終未解：基因改造的轉移。是否應該不斷在大自然中野放千百萬隻基改蚊？這項技術想必有其危險性，除此之外，花費亦十分昂貴。皮拉西卡巴是座富有的城市，市政府為了支付這項服務，每年匯款給牛津昆蟲技術，金額數字是機密，但根據傳言，接近五十萬美金。

預計在二〇一七年，一項野放計畫將涵蓋整個巴西領土。這項計畫大約要花一千七百萬美元。

較貧窮的國家，特別是瘧疾肆虐最嚴重的非洲國家，無法負擔這樣的開銷。即使有蓋茲夫婦的援助也莫可奈何。

這時，一項新發現問世，十分值得眾人關注。

## 驅動遺傳

不孕雄蚊的方法顯露其限制：在得到意義明確的結果以前，必須先製造千百萬隻基改蚊，然後進行野放。麻煩來自遺傳學，這項學門的法則在十九世紀中葉由一位摩拉維亞（Moravie）的修士發現。

約翰．葛雷格爾．孟德爾（Johann Gergor Mendel）於一八二二年七月二十二日出生在摩拉維亞省（現今捷克東部的一個地區，當時屬於奧地利帝國）。他來自一個貧窮家庭，決定選擇出家成為僧侶，「避免為了求生而辛苦奮鬥」，也為了繼續他在植物學上的研究，那是他從小就著迷的學問。在維也納修習了各種自然科學之後，回到他所屬的修道院，建造了一座菜園。在那裡生活期間，他致力研究可食性豌豆。一八六六年，他發表了研究成果。在科學界之中，幾乎沒人留意這位不知名僧侶的心血。然而，他在這項研究中注入了一門新科學的基礎，後人稱之為基因遺傳學（la génétique）。

讓我們從頭說起吧！

在有性生物體內，染色體成對，一個來自父親，另一個來自母親。因此，每一種基因，例如眼睛顏色的基因，都有兩個基因：一個帶有父方染色體，另一個帶有母方染色體。

請想像，多虧了CRISPR-Cas9這項工具，在一隻雄蚊的兩個染色體之一裡插入一項抵抗瘧疾寄生蟲的基因。

野放這隻如此被改造過基因的蚊子。希望在大自然中，牠能找到一隻情投意合的雌蚊。就任何機率來看，這隻雌蚊應該未經改造，可被視為「野生」蚊。

一隻「基改」蚊與一隻「野生」蚊結合，我們能期待牠們出現怎樣的後代？

以下圖表示意操控後傳遞到染色體的特徵再現。

「正常」傳遞

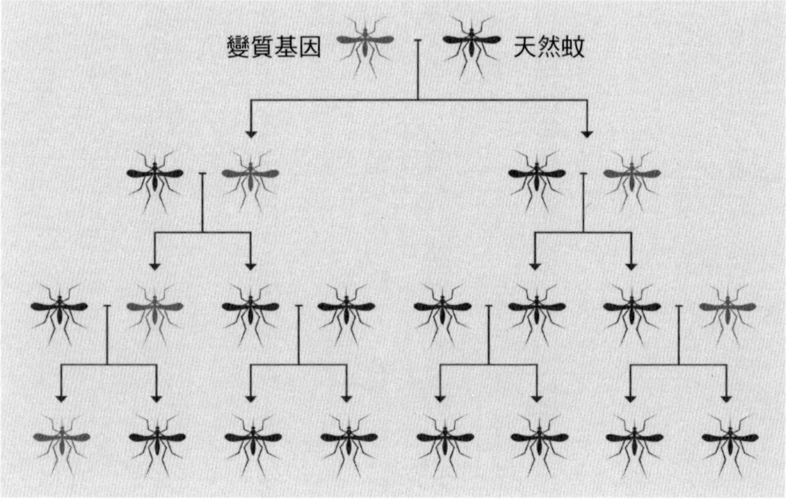

僅僅四代之後，「基改」蚊，也就是帶有抗瘧疾基因的蚊子，已被淹沒在「野生」蚊群中。改造的特徵並未成功傳遞。

這起失敗是有原因的：染色體之中所插入的**只有**新的基因。讓插入成為可能的「工具」（在我們的用語中，指的是雷射定位和清理地面障礙物的導彈）被擱置在一旁。現在，請想像，我們成功地將這些工具也融入染色體之中。於是，這個染色體將被賦予新的基因，還有讓它能插入任何地方的工具。一旦植入，這些武器便立刻起作用。它們在另一個染色體中發現能夠插入新基因（抗瘧疾基因）的地方。說時遲，那時快。兩個染色體，父與母雙方染色體，皆受到**同樣的**改變。

改變傳遞之效率不可同日而語。

以下是這項基因在接下來幾代的擴張情況。

## 驅動傳遞

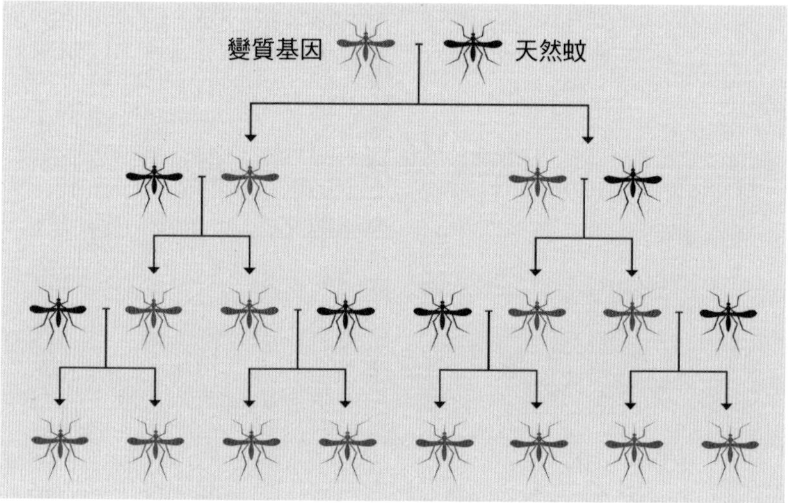

　如此一來，遺傳是被「強迫驅動」的。英文稱之為「gene drive」，也就是基因「驅動」（forçage du gène）。一場革命正在進行，明瞭其重要性的人少之又少。孟德爾法則受到顛覆。透過CRISPR-Cas9所操作出的改造，影響明顯減緩。只需幾代，就能將一項基因傳遞給整體族群，例如，抗寄生蟲基因或自動毀滅此寄生蟲的基因。

## 禮讚蒙貝利耶

您受到後真相社會（société d'après la vérité, Post Truth Society）及其連串假新聞（faits alternatifs, Fake News）這波新熱潮恐嚇；

您真心熱愛知識；

您始終相信知識能改善地球現況及全球居民生存；

您早就明白，唯有分享知識才能讓地球進步；

您睿智聰明，領悟到跨領域不僅必要，更是一種道德勇氣與權益享受；

您並未放棄啟蒙時代哲人的夢想與《百科全書》的野心。

那麼，請您坐上火車，搭上飛機，開車，騎單車，騎馬，騎驢或任何交通工具，前往蒙貝利耶這座善美的城市。

您可知道，拉伯雷（Rabelais）[7]，還有其他許多人，都比您早先到來。因為這個地方的求知欲歷史悠久。您可知道，這座城的醫學院創建於西元十二世紀，是世界上最古老的醫學院？

在蒙貝利耶，成千上萬的研究人員，聚集在不知多少公頃的園區，盡可能廣納所有領域的學科，試圖對生命（動物，特別是人類，以及植物）的運作機制有更詳盡的了解。

在這裡，這片活躍忙碌的天地之中，設立了一所法國發展研究院（IRD）的實驗室，名為……MiVEGEC。這組意味不明的縮寫背後藏著一份超越框架的巨大野心。請各位自行評估：「傳染病與病媒：生態、基因、演化與控制」（Maladies infectieuses et vecteurs: écologie, génétique, évolution et contrôle）！

弗列德里克．席馬爾是迪迪耶．馮特尼爾的學生，在此帶領一支百人以上的團隊，投身前述的巨型計畫。

蒙貝利耶，豈不是結束我們這趟旅程最好的終點？時候到了，對於基因遺傳新工具所開啟的那些令人暈眩的遠景，我們該給出意見。

---

7 法蘭斯瓦．拉伯雷（François Rabelais，一四九三年—一五五三年）法國北方文藝復興時代的偉大作家，也是人文主義的代表人物之一。原是修士，轉為學醫，一五三〇年至蒙貝利耶醫學院註冊。

在進入核心正題之前，實驗室領導人帶我們參觀一座昆蟲館，非常美，非常白，完全嶄新，甚至尚未啟用。五百平方公尺的空間，專門獻給病媒蚊蟲，包含四個防治等級中的三項：P1、P2、P3。入口處，一塊大理石板上刻記著出資撥款的單位：法國政府、歐盟、地區議會……

於是我被帶到一條玻璃管前方，名稱令人肅然起敬：「嗅覺計」（olfactomètre）。在它旁邊，長桌上，是一架「觸角電位圖譜儀」（antennogramme）。正如您所猜測，這兩具儀器用來測量蚊子對氣味的反應。其他實驗室裡，跟開雲的巴斯德中心一樣，工作人員埋首研究蚊子對各種殺蟲劑的抗藥性，以及驅蟲劑的作用機制……廣義來說，目標在於研究蚊子的一生及寄生蟲循環中之所有階段。

「想得到戰勝敵人的機會，最好對牠能有深入的了解，不是嗎？」弗列德里克・席馬爾說出他的論點。「滴滴涕（暫時性）的效果使我們變懶。既然只要噴灑就能根除，為什麼還要花力氣去了解牠？所以，為什麼要聘用昆蟲學者？這項『神奇產品』固然殺死了很多蚊子，卻也扼殺了科學的發展。」

在同一棟建築的另一個地方，他們讓我看了「陷阱籠」的構圖和照片。這些籠子建造在非洲和亞洲幾個村落裡，用來測試各種蚊帳的效果以及架設的方式。弗列德里克．席馬爾繼續發表：

「大家都知道，預防——在此，與我們有關的是防止蚊子叮咬——，遙遙領先，絕對是擊退疾病最有效的方式。不過預防有一項缺點：市面上就不會有新產品販售。誰會對沒有銷售數字的活動感興趣？」

聽著他說，我心想，他的觀點放在法國的整個醫療系統上也成立。雖說我國醫療品質無甚可議，但國民的健康卻一直在走下坡，原因正是缺乏這種預防觀念。當政者不斷討論這件事，不正是拖延實施的最好辦法？

回到辦公室後，談論正題的時刻終於到來。**那個**叫人生氣的正題。MiVEGEC的副所長法蘭斯瓦．雷諾（François Renaud）加入我們。又是一位了不起的學者。我很緊張，不過，我有備而來。針對這個問題，我讀過非常多相關資料，而且，在辯論當下，我常有猶豫，有時傾向這一派，有時支持另一派……一開始，由於我能力不足，必然會產生懷疑。我不信任何宗教。像一個羞澀的老學生——話說，不然我算什麼？——，我拿出一張小抄（我事前盡量把問題的重點簡要地記在上面），然後，在副所長訝異的目光下，念了出來。

「由於不確定其後果，是否應該連帶捨棄分子剪刀和基因驅動工程？我們是否真的像巫師學徒，有被自己的發明反撲的危險？

或者，基於拯救大量生命之考量，尤其那之中包括那麼多孩童（每日千人），我們是否應該接受這些新武器，盡可能妥善規範其使用……如果可能加以管控的話？」

以下是他們的回答。

「不孕雄蚊法？有何不可？那也是我們正在研究的方法。在某些環境中（島嶼、城市、難民營……）和某些時期裡，這個方法可能出現不同的效果。畢竟，就定義上來看，不孕蚊沒有後代：所以牠們不可能侵占整個地球，卻也不可能整族毀滅。與其他抗蚊方法並用（殺蟲劑、驅蟲劑、滅除孑孓窩……），可以幫助我們抑制傳染風險，運用在最需要的地方。」

「相反地，操弄遺傳法則的把戲，我就不會帶領大家去鑽研。刻意提供蚊子自行改造其基因遺產（patrimoine génétique）的能力，而且成效如此顯著，並以為這樣即可高枕無憂，那可真是不夠了解生命的運作機制。我們的歷史，還有，規模更廣泛的蚊子和寄生蟲的歷史，在在顯示：永遠沒有什麼會絕對停止。有一天，驅動『模組』脫軌失控，這樣的可能性很高。說不定會出現一種怪物，帶著不明的危害基因，而所有人都束手無策。我不相信總是承諾狀況『可以回到從前』的那些傢伙的空白支票，那都是他們自己在胡亂拼湊。」

經過長時間深思熟慮之後，這段回應變成了我們的信念。忘掉那種能一次擺脫蚊子的夢幻「銀色子彈」吧！讓我們接受、願意去經營這份共居模式，它與我們的社會發展密不可分。

# 結論

顯然，我們的敵人，蚊子，光是叮人還不滿足。牠們還述說故事。不要立刻一掌把牠們壓在牆上打死，不如花點力氣，探究牠們的世界，稍微豎起耳朵聽聽。

牠們要跟我們說的第一個故事，是關於**不存在**的故事。正如我們在這整段調查過程中所得知的，大自然的世界裡，沒有界線。

所有動物之間沒有界線，而我們，男人，女人，也算在內。

脊椎動物、昆蟲和寄生蟲之間，沒有界線。這一小群動物四處遊走，無拘無束，也不必出示護照給誰看。

對蚊子來說，界線不存在。牠們按照自己的節奏，侵占整個地球。從最初開始，白線斑蚊、亞洲虎蚊，牠們的蚊卵，便已隨著……一貨櫃廢輪胎，登陸美國。還有比這個更具象徵意義的事嗎？沒有偷渡客，哪有全球化？

在我們驕傲自封的「現代社會」和夾雜著恐懼與輕視所稱的「野蠻世界」之間，沒有界線。

請前往開雲，去那熱情迷人的圭亞那。體內滿是各種可怕病毒的蝙蝠就住在距離市中心二十分鐘車程之處。繼續擴充都市吧！你們會看到牠們展開報復。誰願意不斷被迫離開家園，毫不反抗？

第二個故事說的是**不安寧**。

因為真相還有一個，與第一個同樣令人不舒服：大自然，也就是在生命的世界裡，沒有不勞而獲的好處。沒有一勞永逸的狀態。沒有永遠的勝利。生命只不過是一長串的反省再反省。原因非常簡單：大家都想活下去。於是，當我們發明一種毒藥去殺害妨礙我們的生物時，可以想像，那些微小生物必然抵抗。而為了抵抗，牠們會突變。既然作用的目標已經改變，藥就沒有用了，而我們活像個傻瓜一樣。

至此，我們觸及了生命力的核心。某次講課時，迪迪耶·馮特尼爾為我詳細說明了事情的精髓：

「根據拉馬克[1]的學說，上天為了讓長頸鹿吃高處的樹葉，所以賦予牠們長長的脖子。突變的發生是為了存活下去。這種說法有點太偏決定論，不是嗎？

但根據達爾文的學說，脖子長的動物能夠比其他動物容易吃到高處的樹葉，所以牠們的存活率較高，並且，生產出的寶寶全部帶有長頸基因。同樣的道理，幾十億突變之中，大部分都是偶然，有些帶來好處。這些突變結果將被篩選，然後傳承。這正是雅克．莫諾[2]極為珍視的重大論證：偶然與必然。」

1 拉馬克（Jean-Baptiste Pierre Antoine de Monet, Chevalier de Lamarck，一七四四年—一八二九年），法國博物學家，他最先提出生物進化的學說，是演化論的倡導者和先驅。一八〇九年發表了《動物學哲學》（*Philosophie zoologique*）一書，系統性地闡述了他的進化理論，即通常所稱的「拉馬克學說」。書中提出了「用進廢退」與「獲得性遺傳」兩個法則，並認為這既是生物產生變異的原因，也是適應環境的過程。達爾文在《物種起源》一書中曾多次引用拉馬克的著作。

2 雅克．呂西安．莫諾（Jacques Lucien Monod，一九一〇年—一九七六年）法國生物學家，與法蘭斯瓦．賈克柏（François Jacob）共同發現了蛋白質在轉錄作用中所扮演的調節角色，也就是後來著名的「乳糖操縱子」，兩人因此與安德列．利沃夫（André Lwoff）共同獲得了一九六五年的諾貝爾生理學或醫學獎。一九七〇年，著名論文《偶然與必然》（*Le hasard et la nécessité*）問世。

第三個故事說的是**巫師學徒**。執意把玩生命的核心，受到生命報復的可能性非常高。生命的出路不只一條，我們已經見識到了。請別忘記，生命早在四十億年前便已存在。在各種企業之中，誰舉得出更厲害的例子？生命是最成功的新創公司（start up）。昆蟲則是企業家中的冠軍。誰的發明比牠更厲害？誰的適應力比牠更強？誰更能夠死灰復燃，更有本事一次次找到有利可圖的巢穴？何況，除了牠，誰能傳下這麼多後代？

從蚊子所述說的這三則故事中，究竟，我們記住了什麼？

通常，會是惶恐。因為生命好比化身博士。今天溫柔，明天就發明出各種恐怖的疾病。

學會稍微謙卑一些。

不過，最主要且最特別的是，驚奇喜悅。

一位名叫切薩爾．帕韋斯[3]的義大利作家發明了世界上最美的書名：《以活為業》（*Métier de vivre*）。

蚊子向我們述說的，即是那項志業。

3 切薩雷．帕韋斯（Cesare Pavese，一九〇八年—一九五〇年），義大利詩人，小說家，文學評論家和翻譯家。

# 致謝詞

這整整十年以來，我探索這項顛覆了我們經濟、社會及心靈空間的「全球化物種」。我尋找著一種能讓我探討健康問題的觀點。正如我們所知，細菌與病毒對界線不屑一顧。更何況，我們，既是牠們的傳染媒介，也是牠們的潛在受害者，我們還不斷移地旅行。健康與疾病一樣，都全球化了，正如我們的諾貝爾獎得主法蘭索瓦絲．巴爾──西諾西（Françoise Barré-Sinoussi）不厭其煩的提醒。感謝她堅持提醒這一明顯的事實。

這個想法，這個極好的想法，來自克里斯提昂．布雷紹（Christian Bréchot）。他剛賦予我一項極大的榮耀：任命我為他所領導的巴斯德研究中心之大使。

「現在，您必須展現您的用處了。」他對我說（大意如此）。「為什麼不說說蚊子的故事？」

隔天，我們立刻展開工作。然後，每一天，我們都估量到這項提議豐富的衍生性。

謝謝，這首先都要感謝布雷紹先生！

這項令人熱衷著迷的調查，進行中的每一個階段，我們都遇見了優秀非凡的教授們。知識非凡，當然，但他們的耐心、配合、體貼同樣傑出非凡。還有無比的慷慨大方。

在書中，我們對他們（還有她們）所獻上的敬意遠遠不夠。所以，感謝他們，打從心底的感謝！

謝謝帶我們發掘迷人的（也經常是駭人的）昆蟲世界的那些人們。

謝謝我們親愛的教師們：安娜—貝拉．法依烏、法蘭斯瓦．羅德安、迪迪耶．馮特尼爾、吉爾．博夫、米爾達．卡扎吉、弗列德里克．席馬爾、阿馬度．阿爾法．薩勒。多虧他們，我們首先也上了一堂關於生命本質的精采課程。那是我們人類，脊椎動物，所遠遠無法一手掌控的生命。

我透過他們的課程及書本發現了這種生命，亡羊補牢，為時未晚。而其中某些是生命基礎運作的課程與書。感謝我最早的生物老師們：艾莉絲・朵特利（Alice Dautry）、瑪希姆・史瓦茲、亞妮克・佩侯（Annick Perrot）、巴斯卡・寇薩爾（Pascal Cossart）……

感謝艾力克・朗德沃博士願意告訴我們幾則驅蟲劑的祕密。

感謝居伊・瓦隆西安（Guy Vallancien）、菲利普・桑索內提（Philippe Sansonetti）、阿諾・蒙塔內。在我們這個備受後真相及假新聞詐騙威脅的社會中，包括這幾位在內的醫師們，教我們更了解知識的具體重要性及無知會為人類帶來什麼樣的代價。因為，今天，在所有網路媒體上，意見殺人，例如那些高調宣導拒絕接受疫苗的主張。

感謝尚─法蘭斯瓦・尚彭博士。有一種草率的想法說：隨著年齡增長，您不可能再交到任何知心朋友，不會結拜任何新的兄弟。根據經驗，我可以向您保證：這個想法是錯的。證據就是尚─法蘭斯瓦。

也感謝一位諾貝爾獎得主在我屁股上踢了一腳：

「巴斯德在法蘭西學院的席位竟然被一個像你這樣無知的傢伙占據，真是恥辱！你自己好好上進！」

這位諾貝爾獎得主叫做法蘭斯瓦・賈克柏（*François Jacob*）。

這本書即是我進取的方式之一。

# 幾個參考書目的方向

要認識昆蟲，最好的讀本莫過於法布爾的經典名著：《昆蟲記》（*Souvenirs entomologiques*, Jean-Henri Fabre, Robert Laffont, collection Bouquins）。

要繼續深造，探討蚊子相關事務的醫藥層面，可以深入法蘭斯瓦．羅德安的著作。那也是我們永遠的聖經：《寄生蟲，蚊子，人類與其他》（*Le Parasite, le moustique, l'homme et les autres*，巴黎：Docis出版社，二〇一五年）。另外，他與瑪希姆．史瓦茲合寫的《細菌對上人類，獲勝的會是誰？》（*Des microbes ou des hommes. Qui va l'emporter?*，巴黎：Odile Jacob出版社，二〇〇八年），會是非常有用的補充。

如果您希望學習基本要點，最好的則是《蚊子警報？》（*Alerte aux moustiques?*）一本簡要的報告（八十頁），清楚、明確、實用，而且有漂亮的插圖。本書的作者是弗列德里克．席爾馬、羅杭絲．法侯迪耶爾（Laurence Farraudière）和安德烈．葉巴其馬（André Yébakima），IRD出版社，二〇一六年。

如果您跟我們一樣，對這個主題充滿興趣，您會希望更深入了解。這裡有幾本書，當初滋養了我們豐富的知識。

1. 文森・阿布伊（Vincent Albouy），《精采故事集，昆蟲》（*Histoires remarquables. Les insectes*），Delachaux et Niestlé出版社，二〇一五年。

2. 雅克・布隆岱（Jacques Blondel），《生命群島》（*L'Archipel de la vie*），Buchet / Chastel出版社，二〇一二年。

3. 克婁德・孔布（Claude Combes），《寄生的藝術——生物的結盟》（*L'Art d'être parasite, les associations du vivant*），Flammarion出版社，二〇一〇年。

4. 克莉絲汀・庫斯托（Christine Cousteau）、奧利維・艾爾岱（Olivier Hertel），《潮蟲的詛咒及其他寄生蟲的故事》（*La Malédiction du cloporte, et autres histoires de parasites*），Points Seuil出版社，二〇一〇年。

5. 弗列德里克・達利耶（Frédéric Darriet），《蚊子與人，預知蔓延紀事》（*Des moustiques et des hommes, chronique d'une pullulation annoncée*），IRD出版社，二〇一四年。

6. 羅蘭・呂波利（Roland Lupoli），《藥用昆蟲》（*L'Insecte médicinal*），Ancyrosoma出版社，二〇一〇年。

7. 維吉妮・瑪利斯（Virginie Maris），《生物多樣性哲學》（*Philosophie de la biodiversité*），吉爾・博夫（序），Buchet / Chastel出版社，二〇一〇年。

8. 尚—法蘭斯瓦・薩魯佐（Jean-François Saluzzo）、皮耶・維達（Pierre Vidal）、尚—保

羅・龔扎列（Jean-Paul Gonzalez），《新興病毒》（*Les Virus émergents*），IRD出版社，二〇〇五年。

9. 瑪希姆・史瓦茲（Maxime Schwartz）、亞妮克・佩侯（Annick Perrot），《拯救多毛人的巴斯德天才》（*Le Génie de Pasteur au secours des poilus*），Odile Jacob出版社，二〇一六年。

感謝報章媒體。他們對這個主題似乎很有感覺。近幾年來，相關新聞的品質令人驚豔。在瘟疫蔓延期間，媒體的分寸亦拿捏得當。各位可在各大報的網頁上，找到許多綜論性的參考文章，大都令人興味盎然，特別在分子剪刀和基因驅動工程等方面。

特別值得一提的是文章容量更大的刊物。首先是精采絕倫的《火蜥蜴》（*Salamandre*），「大自然愛好者的（瑞士）雜誌」。光讀二〇一〇年八至九月號一九九期的〈蚊子，全民公敵？〉（Moustique, ennemi public?）那篇文章還不夠，直接訂閱吧！

還有，當然不可錯過〈研究報告：「戰勝瘟疫」〉（La Recherche: «Vaincre les épidémies»），二〇一六年十至十一月號，特別報導。

若想與巴斯德研究院的專家們做更進一步的探索，請上網站：

www.pasteur.fr/fr/geopolitique-moustique

國家圖書館出版品預行編目（CIP）資料

蚊子、病毒與全球化：疫病與人類的百年戰鬥帶給我們的啟示／艾瑞克・歐森納（Erik Orsenna）、伊莎貝爾・德・聖歐班（Dr. Isabelle de Saint Aubin）著；陳太乙譯. -- 初版. -- 臺北市：馬可孛羅文化出版：家庭傳媒城邦分公司發行, 2020.07
面；　公分. --（不歸類；MI1033）
譯自：Géopolitique du moustique
ISBN 978-986-5509-27-9（平裝）
1.傳染性疾病防制　2.全球化　3.歷史
412.4　　109006966

【不歸類】MI1033
# 蚊子、病毒與全球化：
## 疫病與人類的百年戰鬥帶給我們的啟示
*Géopolitique du moustique*

作　　者❖艾瑞克・歐森納（Erik Orsenna）
伊莎貝爾・德・聖歐班（Dr. Isabelle de Saint Aubin）
譯　　者❖陳太乙
封面設計❖張　巖
排　　版❖張彩梅
校　　對❖魏秋綢
總 編 輯❖郭寶秀
特約編輯❖江子淍
責任編輯❖邱建智
行銷業務❖許芷瑀

發 行 人❖凃玉雲
出　　版❖馬可孛羅文化
10483台北市中山區民生東路二段141號5樓
電話：(886)2-25007696
發　　行❖英屬蓋曼群島商家庭傳媒股份有限公司城邦分公司
10483台北市中山區民生東路二段141號11樓
客服服務專線：(886)2-25007718；25007719
24小時傳真專線：(886)2-25001990；25001991
服務時間：週一至週五9:00～12:00；13:00～17:00
劃撥帳號：19863813　戶名：書虫股份有限公司
讀者服務信箱：service@readingclub.com.tw
香港發行所❖城邦（香港）出版集團有限公司
香港灣仔駱克道193號東超商業中心1樓
電話：(852)25086231　傳真：(852)25789337
E-mail：hkcite@biznetvigator.com
馬新發行所❖城邦（馬新）出版集團【Cite (M) Sdn. Bhd.(458372U)】
41, Jalan Radin Anum, Bandar Baru Seri Petaling,
57000 Kuala Lumpur, Malaysia
電話：(603)90578822　傳真：(603)90576622
E-mail：services@cite.com.my
輸出印刷❖中原造像股份有限公司
初版一刷❖2020年7月
定　　價❖450元

GEOPOLITIQUE DU MOUSTIQUE
by Erik Orsenna and Dr. Isabelle de Saint Aubin

ISBN：978-986-5509-27-9

城邦讀書花園
www.cite.com.tw